Carl-Auer

Der menschliche Körper, mit sich selbst im Frieden,
ist kostbarer als der seltenste Edelstein.
Halte deinen Körper in Ehren, nur dieses Mal ist er dein.

Die menschliche Erscheinungsform
wird mit Schwierigkeit gewonnen,
und leicht ist sie verloren.
Alle weltlichen Dinge sind von kurzer Dauer,
gleich einem Blitz am Himmel.
Dieses Leben musst du verstehen
als das leise Auftreffen eines Regentropfens,
ein Ding aus Schönheit, das vergeht,
schon während es entsteht.
Daher setz dir dein Ziel
und nutze Tag und Nacht, es zu erreichen.

Tsongkhapa (tibetischer Gelehrter, 1357–1419)

Daniel Wilk

Einführung in das Autogene Training

2019

Reihengestaltung: Uwe Göbel
Umschlag: Heiner Eiermann
Satz: Verlagsservice Hegele, Heiligkreuzsteinach
Printed in the Czech Republic
Druck und Bindung: FINIDR, s.r.o.

Product footprint
CO_2 Neutral
NC-CFM-015258
www.nepcon.net

FSC
www.fsc.org
MIX
Papier aus verantwortungsvollen Quellen
FSC® C014138

Erste Auflage, 2019
ISBN 978-3-8497-0304-2 (Printausgabe)
ISBN 978-3-8497-8194-1 (ePUB)

Bibliografische Information der Deutschen Nationalbibliothek:
Die Deutsche Nationalbibliothek verzeichnet diese Publikation in der Deutschen Nationalbibliografie; detaillierte bibliografische Daten sind im Internet über http://dnb.d-nb.de abrufbar.

Informationen zu unserem gesamten Programm, unseren Autoren und zum Verlag finden Sie unter: **www.carl-auer.de**.

Wenn Sie Interesse an unseren monatlichen Nachrichten haben, abonnieren Sie den Newsletter unter http://www.carl-auer.de/newsletter.

Carl-Auer Verlag GmbH
Vangerowstraße 14 • 69115 Heidelberg
Tel. +49 6221 6438-0 • Fax +49 6221 6438-22
info@carl-auer.de

Inhalt

Überblick

Autogenes Training (im Folgenden oft mit »AT« abgekürzt) ist eine Möglichkeit, den eigenen Körper besser kennenzulernen und bewusst eine Entspannung herbeizuführen. Die Sensibilität für die Vorgänge im Körper und für die eigenen Gefühle wird während der Übungen zunehmend gesteigert. Die Fähigkeit, den ganzen Körper und auch einzelne Muskelgruppen gezielt zu entspannen, nimmt von Übung zu Übung zu. Ein weiteres anfängliches Ziel ist es, eine »Entkrampfung« der Gedanken und Gefühle zu erreichen.

Diese Wirkungen werden sich innerhalb der ersten Trainingswochen zunehmend deutlicher zeigen. Weitere, fortgeschrittene Ziele sind dann eine zuverlässige Entspannung im körperlichen und psychischen Bereich auch unter schwierigen Bedingungen, die eigene Gesundheit auch auf einzelne Organe bezogen entscheidend zu verbessern sowie leichter neue Lösungswege für Probleme zu finden.

Der vorliegende Text richtet sich sowohl an zukünftige Kursleiter als auch an Menschen, die das AT lernen möchten. Aus der täglichen Anwendung heraus möchte ich versuchen, Wissen zu vermitteln, das das Verständnis für das AT und die Motivation zu konsequenter Übung fördert. Durch die Beschreibung von häufig auftretenden Schwierigkeiten können Unsicherheiten vermieden sowie die Kompetenz von zukünftigen Kursleitern im Umgang mit Fragen der Teilnehmer erweitert werden.

Seitdem ich Autogenes Training lehre, hat sich für mich die Frage der Effektivität meiner Arbeit gestellt. In den Kursen sind immer wieder Teilnehmer gewesen, die schon andere Kurse besucht hatten – oft ohne Erfolg. In den Gesprächen über die Gründe für mangelnde oder fehlende Wirksamkeit wurde mir zunehmend klarer, dass die wirkenden Prozesse nicht immer ausreichend berücksichtigt werden. Um dieser Erkenntnis Rechnung zu tragen, lege ich einerseits besonders viel Wert darauf, den Sinn der häufigen Übung zu erklären, nämlich die Entstehung und feste Etablierung von Reflexen, die dann mit hoher Zuverlässigkeit auch unter schwierigen Bedingungen die Entspannung herbeiführen. In diesem Sinne ist es mir wichtig zu verdeutlichen, wie eng die erwarteten Reaktionen mit der Häufigkeit des Übens auf der einen Seite und den dadurch hervorgerufenen körperlichen Reaktionen auf der anderen Seite verwoben sind – weitgehend unabhängig von der persönlichen Einstellung. Andererseits hebe ich besonders hervor, wie wichtig die Einhaltung bestimmter Voraussetzungen ist, damit die Übungsbedingungen möglichst optimal sind. Schließlich habe ich versucht, praxisnahe Wege aufzuzeigen, wie die Hindernisse überwunden werden können, die am häufigsten auftreten.

Das erste Kapitel befasst sich unter anderem mit den Voraussetzungen, den Zielen und den Wirkungen des AT. Der in Kapitel 2 erläuterte Begriff des erworbenen Reflexes soll der Mittelpunkt meiner Erklärungsversuche für Sinn und Wirksamkeit der täglichen Übungen sein. Die Anleitung zum Erlernen des Verfahrens finden Sie im dritten Kapitel. Dort werden auch die für das Erlernen günstigsten Bedingungen dargestellt. Kapitel 4 beschreibt die Formeln im Einzelnen. Formelhafte Vorsätze als Aufbaumöglichkeit finden sich in Kapitel 5. In Kapitel 6 werden mögliche Schwierigkeiten beim Umgang mit dem AT geschildert. Wie nach Ende eines Kurses das weitere Üben und die Anwendung in der Praxis aussehen sollten, beschreibt das siebte Kapitel. Kapitel 8 zeigt Verbindungen zur Hypnose auf. Schließlich befasst sich das neunte Kapitel mit Trancegeschichten, mit deren Hilfe neue Fenster in die eigene Vorstellungswelt geöffnet werden.

Es gibt inzwischen einige Versuche, Leserinnen und Leser in Büchern gleichermaßen anzusprechen (LeserInnen, Leser-/innen usw.). Im Interesse einer möglichst flüssigen Lesbarkeit verzichte ich auf eine solche Schreibart und halte mich stattdessen an die auch im Sprachgebrauch übliche Form – selbstverständlich ohne dadurch den Leser der Leserin auf irgendeine Weise vorziehen zu wollen.

1 Allgemeine Voraussetzungen

Der Berliner Medizinprofessor Dr. I.H. Schultz entwickelte in den 1920-er Jahren das Autogene Training. Es ist inzwischen eines der am meisten verwendeten und erforschten Entspannungsverfahren in Europa geworden.

Ausgangspunkt waren seine Forschungsarbeiten mit hypnotisierten Studenten, in denen bestimmte körperliche Veränderungen als Folge tiefer Ruhe offenbar wurden. Diese Begleitphänomene der Entspannung ließ Schultz in Sätze einfließen, die selbständig regelmäßig geübt werden sollten.

Die so entwickelten »Formeln«, führen – immer wieder angewandt – zu einer zuverlässig erreichbaren Entspannung. Sie nutzen Körpervorgänge, die in jeder Entspannung ablaufen, unabhängig davon, wie die Entspannung zustande gekommen ist.

Es ist nicht wesentlich, ob die Ruhe sich durch schöne Musik, ein langweiliges Buch, Autogenes Training, Meditation, Yoga, Progressive Muskelrelaxation, durch das allabendliche Zubettgehen oder durch die lebhafte Erinnerung an einen schönen Sonnenuntergang im Urlaub einstellt. In jeder Entspannung fühlt der Körper sich *schwer* und *warm* an, die *Atmung fließt ruhig und gleichmäßig*, das *Herz schlägt regelmäßig und ruhig*, der *Bauch ist warm*, die *Stirn eher kühl.*

Diese Erscheinungen beachten wir selten bewusst. Dennoch sind sie – mehr oder weniger stark ausgeprägt – in jeder Entspannung enthalten.

Durch ein Trainieren unter Verwendung der bewussten Wahrnehmung dieser Phänomene können Reflexe ausgebildet werden, die zu einer zuverlässigen Verfügbarkeit der Entspannung führen – auch unter schwierigen Bedingungen.

Autogenes Training besteht also aus wenigen Formeln, die nach und nach erlernt werden. Sie lenken die Aufmerksamkeit im Wesentlichen auf die genannten Körpervorgänge, die infolge der Entspannung auftreten. Durch konsequente Übung und Beachtung der notwendigen Voraussetzungen werden die gewünschten Effekte eintreten.

1.1 *Warum nicht ein anderes Entspannungsverfahren?*

Es wäre sicherlich vermessen, das AT als das beste aller Verfahren zu bezeichnen, die eine Entspannung herbeiführen können. Welches Verfahren vom Einzelnen am leichtesten erlernt wird, ist auch eine Frage des persönlichen Hintergrunds.

So ist anzunehmen, dass ein streng gläubiger Inder aus der Kultur heraus, in der er aufgewachsen ist, eine größere Nähe zum und mehr Verständnis für *Yoga* hat. Der Yoga ist nicht eigentlich ein Entspannungsverfahren. Die Entspannung ist nur ein Schritt zur Erreichung der absoluten Freiheit, die mit der Anwendung des Yoga letztendlich angestrebt wird (Eliade).

Menschen, die wenig Gefühl für ihren Körper haben und vielleicht auch noch dazu neigen, lieber in körperlicher Aktivität so etwas wie psychische Entspannung zu finden, sind vielleicht eher mit der *Progressiven Relaxation* nach Jacobson zu einer Entspannung zu leiten. In diesem Verfahren wird über stufenweise Anspannung und Entspannung verschiedener Muskelgruppen eine Lösung der muskulären Spannung erreicht. Im weiteren Verlauf wird in der »Vergegenwärtigung« (Douglas u. Borkovec) letztendlich eine hoch differenzierte Entspannung auch einzelner Muskeln ohne vorherige Anspannung angestrebt. Aber bevor dieser Zustand erreicht ist, ist viel Anspannung und Entspannung zu leisten, die nicht unauffällig vollzogen werden kann. Dadurch schränken sich die Übungsmöglichkeiten stark ein.

Meditationen sind weit weniger konkret als die Progressive Relaxation. Sie verlangen von vorneherein eine Konzentration auf das eigene geistige Erleben. Die Aufmerksamkeit soll im Jetzt, in der Gegenwart verankert werden (Borysenko).

Aber auch für Menschen, die schon ein anderes Verfahren erlernt haben, ist das AT eine mögliche Methode, Ruhe herbeizuführen oder zu vertiefen – sowohl als Alternative als auch als Kombination oder Erweiterung. Es beschränkt sich auf die Wahrnehmung von in jeder Entspannung vorhandenen Körpervorgängen und ist jederzeit unauffällig anwendbar.

Unabhängig davon, welches Verfahren erlernt wird, erschafft jedes eine Voraussetzung, die das Erlernen eines anderen Verfahrens grundsätzlich ganz wesentlich begünstigt. Jedes Verfahren mündet – zumindest auf einer Zwischenstufe – in eine tiefe innere Ruhe, die zum Schlaf führen kann, aber nicht muss, in eine überraschend große Beeinflussbarkeit vieler unbewusst ablaufender Prozesse und in eine hohe Sensibilität für Spannungszustände und deren Reduktion innerhalb kurzer Zeit.

1.2 Wozu Autogenes Training?

In den Kursen wird von einzelnen Teilnehmern nach der ersten Erfahrung mit dem AT hin und wieder erstaunt berichtet, das, was sie nun unter dem Namen »Autogenes Training« kennengelernt haben, hätten sie schon seit Langem regelmäßig angewendet. Nach genauem Hinhören stellt sich bei denjenigen, die bisher keinen Kurs für Entspannungsverfahren besucht haben, heraus, dass nicht das AT gemeint ist. Vielmehr entspannen sie, indem sie ihre Aufmerksamkeit auf positiv assoziierte Bilder oder aber auf bestimmte Körperempfindungen lenken. Bilder in diesem Sinne sind oft Urlaubserinnerungen oder Fantasien harmonischer Erlebnisse oder Orte.

Allerdings fehlt bei dieser Art der Entspannung einer der wichtigsten Gründe für das Erlernen eines Entspannungsverfahrens: die Anwendbarkeit in schwierigen Situationen des Alltags. Sie ergibt sich im AT in erster Linie aus der Einübung und stabilen Etablierung von Reflexen, die für ein zuverlässiges Funktionieren der erwünschten Reaktionen sorgen. Eine möglichst regelmäßige Übung immer gleicher Inhalte ist die Voraussetzung für die Entstehung von Reflexen.

Ein Ergebnis der Einübung von Reflexen ist die Sicherheit, immer dann, wenn Sie es dringend brauchen, mit der gewohnten Methode schnell in einen Zustand der Ruhe zu kommen.

1.3 Die Bedeutung des Glaubens

Hin und wieder wird das AT von Teilnehmern abgelehnt, weil sie nicht an seine Wirksamkeit glauben.

Die Bedeutung des Glaubens für das Erlernen der Methode wird überschätzt. Er kann zwar helfen, indem er entspannend wirkt und so manche mentale Barriere gar nicht entstehen lässt. Aber er ist keine unbedingte Voraussetzung. Vielmehr habe ich im Lauf der vielen Kurse die Teilnehmer schätzen gelernt, die mit größerer Skepsis anfangen, sich aber von der Plausibilität der Zusammenhänge und ihren eigenen Erfahrungen zu staunenden, manchmal begeisterten Anwendern des Verfahrens überzeugen lassen.

Der Einfluss des Glaubens auf das Autogene Training kann zusammengefasst werden:

Wenn Sie an das Verfahren glauben, es aber nicht anwenden, werden Sie keine Wirkung spüren. Üben Sie dagegen in der beschriebenen Weise, werden Sie es erlernen, auch wenn Sie an einen Erfolg nicht glauben.

Manchmal verbietet der religiöse Glaube die Teilnahme an solch einer »Bewusstseinsveränderung«. Diese Teilnehmer befürchten eine Beeinflussung ihres Gedankengutes in einer Weise, die ihrem Seelenheil gefährlich werden könnte. Manche Glaubensgemeinschaften untersagen ihren Mitgliedern denn auch jegliche Beschäftigung mit derartigen Techniken.

Tatsächlich verändert das AT in keiner Weise irgendwelche religiösen Inhalte. Die Anwendung des AT führt im Gegenteil zu einer lebensbejahenden, der Natur – und somit der Schöpfung – zugewandten Einstellung.

Allerdings wird durch die vermehrte Ruhe eine klare Wahrnehmung gefördert, die dazu führen kann, die Substanz und die Absicht mancher religiösen Vorschriften zu hinterfragen.

Der religiöse Glaube kann dadurch aber nur dann gefährdet werden, wenn er den die Gesundheit fördernden Bedürfnissen des Körpers widersprechen würde.

Ein Beispiel dafür ist das Problem der Abhängigkeit. Manche Glaubensgemeinschaften unterstützen bei ihren Mitgliedern ganz gezielt deren Abhängigkeit von der Gruppe. Hier ist ein gesunder kritischer Menschenverstand unerwünscht. Dagegen wird die enge, unkritische Bindung an die Gemeinschaft als von Gott gewollt deklariert. Das AT fördert aber eine Reduktion der Abhängigkeit, indem der Selbstverwirklichung und der Selbstheilungstendenz des Menschen durch die wiederkehrende Ruhe und deren Folgen die Möglichkeit gegeben wird, die eigene Selbstsicherheit zu festigen und auszubauen. So kommt es immer wieder vor, dass ein Mensch sich aus seiner Abhängigkeit löst, nachdem seine Persönlichkeit sich – vielleicht auch mit Hilfe des AT – weiterentwickelt hat und er feststellt, dass die bisher Sicherheit und Geborgenheit vermittelnde Gruppe nun ein Gefühl der Unfreiheit und Einengung hervorruft.

AT allein kann einen abhängigen Menschen von einer solchen Bindung vielleicht nicht befreien. Aber es kann helfen.

1.4 Entspannung als Nährboden für eine gesunde Lebensweise

Ein Kollege bezeichnete vor einiger Zeit das AT als ein »Wunder-Verfahren«, das zur Heilung jeglichen Leidens einzusetzen sei. Damals habe ich diese Äußerung als Spott aufgefasst. Trotzdem näherte er sich damit meiner Einschätzung: Zwar sehe ich Entspannung nicht als ein in jeder Situation anwendbares Allheilmittel, aber in mir hat sich in den Jahren des Umgangs mit dem AT die Überzeugung herausgebildet, dass regelmäßige, möglichst mehrmals täglich hervorgerufene tiefe Entspannung (gleichgültig, ob durch das AT oder durch andere Verfahren ausgelöst) die beste *Voraussetzung* für jegliche Heilungsprozesse im Körper darstellt.

Wir werden von Kindheit an gelehrt, in einer bestimmten Weise mit unserem Körper umzugehen. Dabei wird der Gesundheit nicht die erste Priorität zugewiesen. Wer kennt sie nicht, diese »Elternsätze«: »Jetzt reiß dich mal zusammen«, oder »Schaff erstmal was, jammern kannst du später.« »Denke nicht daran (an die Beschwerden), arbeite einfach weiter, dann geht es schon vorüber.«

Diese und ähnliche Aufforderungen hören fast alle Kinder von ihren Eltern. Auch wenn wir die Reife zur Selbstbestimmung mit unserem Eintritt in das Erwachsenenalter erreicht haben, ist es nicht anders. Auch dann werden wir immer wieder aufgefordert, den Zielen, die unabhängig von unserer körperlichen und psychischen Integrität existieren, Vorrang einzuräumen vor dem gesunden Funktionieren der eigenen Person.

Lebensziele, die uns als erstrebenswert bezeichnet werden, können sein: die Anhäufung von materiellen Gütern (ein Haus bauen, ein besseres Auto fahren, modische Kleidung tragen, ein finanzielles Polster haben), ein guter Ruf (strebsam, fleißig, erfolgreich im Beruf).

Solche Ziele haben in unserer Lebensplanung einen sehr hohen Stellenwert. Sie werden oft mehr geschätzt als eine gesunde Lebensweise. Gesundheit gilt als selbstverständliche Voraussetzung, Krankheit darf einfach nicht sein, denn sie könnte unsere Ziele, unseren sozialen Status in Frage stellen. Leben in Harmonie mit dem Körper oder gar mit der Natur insgesamt wird als weniger wichtig eingestuft. Menschen, die in unserer sozialen Umgebung den Einklang mit dem gesunden Funktionieren unseres Körpers in unserer natürlichen Umgebung suchen, werden oft als etwas weltfremde Außenseiter betrachtet. Dabei wird völlig missachtet, dass wir ganz direkt von unserer Gesundheit abhängig sind. Die Gesundheit wiederum ist unmittelbar vom Zustand der Natur und unserer Nahrungsmittel abhängig. Seltsamerweise wird in diesem Punkt der Wissenschaft wenig Glauben geschenkt. Denn im Wesentlichen sind sich die kompetenten Wissenschaftler hier doch einig.

Was aber hat unsere Umwelt mit Autogenem Training zu tun?

Bedeutung für die Gesundheit

Durch die regelmäßige Anwendung eines Entspannungsverfahrens wird sich das Bewusstsein für den eigenen Körper verändern. Rückt der Körper häufiger in den Brennpunkt der Aufmerksamkeit, dann wird er wichtiger, und wir spüren, wie wir uns in ihm wohlfühlen und wo seine Leistungsgrenzen liegen. So spüren wir uns zunehmend differenzierter – nicht als eine Masse, die eben so und so funktioniert, sondern als das feine Zusammenspiel verschiedener Organe, die sich ganz unterschiedlich anfühlen.

Als Folge kann ein Streben nach harmonischer Eingliederung in die Umgebung entstehen. Es wird weniger gedankenlos Raubbau getrieben an körpereigenen und außerhalb des Körpers liegenden Energiequellen. So wird im Interesse der eigenen Existenz der Ast gepflegt, auf dem wir sitzen.

1.5 Körper und Psyche beeinflussen sich gegenseitig

Oft wird eine unreflektierte Zweiteilung in unserer Existenz angenommen. Auf der einen Seite befindet sich der Körper, auf der anderen ein diffuses Gebilde, das meist als Geist oder als Psyche bezeichnet wird. Eine Ortung und Abgrenzung sind konkret gar nicht möglich, weil die Psyche kein organisches Gebilde ist, das »begriffen« oder objektiv betrachtet werden könnte.

Trotzdem wissen wir, dass es in dem konkret sichtbaren und fühlbaren Körper eine Psyche gibt. Beide sind wechselseitig so eng verbunden, dass sie in ihren Wirkungen aufeinander eigentlich gar nicht trennbar sind.

Der Zusammenhang zwischen Psyche und Körper ist so eng, wie nur eben ein Zusammenhang überhaupt vorstellbar ist. Vielleicht könnte man sagen, das eine drückt sich im anderen auf einer andersstofflichen Ebene aus. Dementsprechend unmittelbar wirkt sich eine Veränderung im einen auf den anderen Bereich aus.

Das Spannungsniveau wird ständig auch von Gedanken und Gefühlen beeinflusst. Das erkennen wir, wenn wir an jemanden denken, der uns in irgendeiner Form Sorgen bereitet, wenn wir eine ernsthafte Krankheit befürchten oder wenn wir uns auf ein wichtiges ungelöstes Problem konzentrieren. Dann reagiert unser Körper sofort Anzeichen körperlicher Anspannung. Es steigt nicht nur die Herzfrequenz oder der Blutdruck. Auch die Muskelspannung beispielsweise im Nacken nimmt zu, und die Atmung verändert sich. Beobachten Sie sich einmal, wenn Sie die Nachrichten verfolgen, einen spannenden Film sehen oder engagiert an einer Diskussion teilnehmen: Ohne körperlich aktiv zu sein, reagiert Ihr Körper mit verschieden intensiver Anspannung. Wenn Sie stark mit dem Wahrgenommenen verbunden sind, dann sind die Veränderungen ausgeprägter, als wenn es sie »kalt lässt«.

Spannungszustände sind also nicht nur dann vorhanden, wenn wir körperlich aktiv sind. Auch bei scheinbarer Passivität können belastende Faktoren wirksam sein. Selten sind wir vollständig sorglos. Das betrifft unsere finanzielle, berufliche, gesundheitliche oder familiäre Situation. Auch wenn wir nicht bewusst an diese Themen denken, laufen sie doch »im Hintergrund« ab und haben ihren Einfluss auf unseren Körper und unsere Stimmung. Bei vielen Menschen haben sich diese Sorgen, die uns oft gar nicht bewusst sind, so verdichtet oder angehäuft, dass eine tiefe Entspannung nicht einmal mehr im Schlaf gefunden wird. Die Folge ist ein gestörter Schlaf, nach dem wir uns nicht mehr erholt fühlen und aus dem wir nicht selten durch Alpträume geweckt werden. Nach einiger Zeit beginnt das Energieniveau zu sinken, und bestimmte Symptome zeigen die Not auf, in der der Organismus sich befindet. Dazu gehören neben Schlafstörungen auch Ängste und Nervosität, Schmerzen und andere körperliche Symptome. Derartige Störungen des körperlichen Befindens wirken wiederum auf die Psyche beeinträchtigend und vermehren unsere Sorgen.

Spannung braucht Erholung

Wir brauchen ein gewisses Maß an körperlichen Spannungen, um uns wohlzufühlen und um unseren Alltag zu meistern. Allerdings ist nach einer Anspannungsphase immer eine Lösung der Spannungen notwendig, um gesund zu bleiben und neue Energie zu gewinnen. Auf Spannung sollte also immer auch Entspannung folgen. Wenn das für längere Zeit nicht möglich ist, kommt der Mensch an die Grenzen seiner Leistungsfähigkeit. Symptome wie Kopfschmerzen, Gereiztheit oder Schlafstörungen zeigen eine beginnende Erschöpfung auf. Reagieren wir darauf nicht mit der nötigen Erholung, kann irgendwann eine körperliche Schädigung die Folge sein.

Im idealen Fall sorgt der Körper dafür, dass immer nur so viel Spannung aufgebaut und gehalten wird, wie wir jeweils benötigen. Das ist ein sehr feines Wechselspiel zwischen Anspannen und Loslassen, das unbewusst reguliert wird. Unser Herz arbeitet beispielsweise in solch einem ständigen Wechsel zwischen Aktivität und Passivität. Um Blut in seine Kammern aufnehmen zu können, muss es sich entspannen, um dieses Blut in den Körper zu befördern, muss es kontrahieren. Ähnlich verläuft die Atmung. Das Einatmen setzt die Aktivierung bestimmter Muskeln voraus, um Ausatmen zu können, muss die Spannung dieser Muskeln wieder losgelassen werden. In beiden Fällen passen sich die Organe von einer Sekunde zur anderen auf veränderte Anforderungen an. Mit beruhigender und bewundernswerter Zuverlässigkeit!

Durch die möglichst regelmäßige Anwendung des AT senkt sich dieses Spannungsniveau insgesamt ab, und zumindest die Auswirkungen der im Hintergrund ablaufenden Sorgen und Ängste werden reduziert. Die freiwerdende Energie steht wieder zur Verfügung. Unsere Wahrnehmung öffnet sich für die schönen und erholsamen Seiten der Welt.

1.6 Was kann das Autogene Training in Körper und Psyche bewirken?

Erwartungen können motivieren, aber auch stören

Zu Beginn eines Kurses ist es zweckmäßig, die Erwartungen an das Verfahren auf ein erreichbares Maß zu reduzieren. Es kommt tatsächlich häufig vor, dass seit Jahren vorhandene, mitunter quälende Schlafstörungen schon nach wenigen Tagen oder Wochen der Übung eine deutliche Wende zum Besseren erfahren. Andere frühe Erfolgsmeldungen sind vor allem bezüglich langjähriger Durchblutungsstörungen recht häufig. Aber es ist sicher unangebracht, diese Erfolge von Anfang an als möglichst schnell zu erreichende Ziele anzustreben. Denn zum einen bedarf es oft längerer Übungsperioden, bevor diese Veränderungen stattfinden, zum anderen blockiert die (zunächst zu hohe) Erwartungshaltung die Entspannung und dadurch letztlich auch die angestrebte Veränderung.

Neben einer deutlichen Entspannung kann schon nach ein bis zwei Übungswochen eine spürbar bessere Körperwahrnehmung erwartet werden. Sind diese »Etappenziele« einmal erreicht, dann haben Sie eine gute Ausgangsbasis für darauf aufbauende Ziele.

Um die Erwartungen an »Erfolge« möglichst aus der Übung herauszuhalten, könnte das AT als eine Technik der Körperwahrnehmung betrachtet werden. Dazu sollte zunächst keine Veränderung, auch keine außergewöhnliche Entspannung erwartet werden. Fast unbemerkt stellt sich dann, quasi als Nebeneffekt, mehr und mehr ein Einfluss auf die Funktionen des Körpers und der Psyche ein. Die Veränderungen sind langsam, aber sehr zuverlässig. Durch sie steigt die Lebensqualität spürbar an. Persönlich bin ich davon überzeugt, dass darüber hinaus auch die Lebenserwartung steigt, weil wir uns mehr Zeit nehmen, um zu ruhen und uns zu erholen und zu erneuern.

Das Autogene Training als »Sensibilisierungsverfahren«
Viele Teilnehmer wissen gar nicht, was das für ein Gefühl ist, seinen eigenen Körper zu spüren. Wenn von Schwere gesprochen wird, dann können sie diese Empfindung nicht in ihrem Körper lokalisieren. Wärme wird von manchen nur dann wahrgenommen, wenn sie deutlich zunimmt. Der Körper wird als selbstverständlich gesund und jederzeit verfügbar angesehen. Dass er sensible Wahrnehmung und differenzierte Pflege braucht, wird oft zu wenig berücksichtigt. Diese fehlende Rücksichtnahme für sich selbst löst bei manchen Menschen eine unterschwellige Traurigkeit aus. Bei zunehmendem Körpergefühl und durch die regelmäßige Erfüllung des instinktiven Bedürfnisses nach Ruhe entsteht in der Folge eine selten erlebte Zufriedenheit mit sich selbst.

Generell wirkt jede einzelne Übung des Autogenen Trainings auf Körper und Psyche beruhigend, lockernd, und stresslösend.

Nach einer längeren Zeit der regelmäßigen Übung können weitergehende Besserungen in vielen Bereichen eintreten. Manchmal sind positive Änderungen sehr schnell beobachtbar. Der fehlende wissenschaftliche Nachweis der Wirksamkeit für ein Symptom oder eine Krankheit bedeutet nicht, dass es keinen positiven Einfluss gibt. Wissenschaftlich haltbare Ergebnisse sind zum Teil sehr schwer zu erzielen. Das liegt auch daran, dass unter dem Begriff Autogenes Training sehr verschiedene Anwendungen gefasst werden, deren Vergleichbarkeit letztendlich wieder in Frage gestellt werden muss. Nachfolgend einige motivierende Forschungsergebnisse.

Der Schlaf kann sich deutlich zum Positiven verändern. Wichtig ist, daran zu denken, dass das Entspannungsverfahren nicht von Anfang an benutzt werden sollte, um einschlafen zu können. Bevor es diese Wirkung zeigen kann, muss es zunächst einmal wirksam erlernt werden.

Im Bereich des Herz-Kreislauf-Systems gibt es positive Auswirkungen auf den Blutdruck und auf bestimmte Durchblutungsstörungen. In den Gruppen berichten manche Patienten spontan vom Verschwinden ihrer Herzrhythmusstörungen während der Übung. Ebenso bemerken sie eine Verlangsamung ihrer Herzfrequenz. In einigen Gruppen habe ich die Pulsfrequenz vor und nach der Übung bestimmen lassen. Diese Messungen ergaben ebenfalls eine Beruhigung der Herztätigkeit.

Schmerzen können in ihrer Intensität, Dauer und Auftretenshäufigkeit durch Entspannungen reduziert werden.

Bei Magen- und Darmbeschwerden finden sich ebenso Befindensbesserungen. Heilung und Prophylaxe von bestehenden Erkrankungen in diesem Bereich werden gefördert (Berbalk u. Kempkensteffen).

Bei Asthma gilt es als erwiesen, dass der Atemwegswiderstand durch AT herabgesetzt wird (Hoffmann). Auch die Angst, die jede Luftnot begleitet und sie verstärkt, kann durch das AT wesentlich reduziert werden. Schultz selbst behandelte sein Asthma erfolgreich durch Entspannungen (Lebzeltern).

Während der Übung nähert man sich einem Bewusstseinszustand an, wie er vor jeder Schlafphase durchschritten wird: Gedanken kommen und gehen unkontrolliert und »leichtfüßig«, desgleichen Bilder, die Träumen ähneln können; es wird eine tiefe Ruhe empfunden, die mit einem allgemeinen Wohlbefinden einhergeht. Zunächst fühlt der Körper sich angenehm schwer an. Diese Empfindung verändert sich jedoch häufig recht bald zu dem Gefühl einer Leichtigkeit. Die Begriffe »Schweben«, »Fliegen« fallen oft. Glieder gehen der bewussten Wahrnehmung verloren. Die Zeit kann subjektiv als verlangsamt oder beschleunigt erlebt werden.

Teilnehmer erzählen häufig, dass sie selbständiger und von anderen unabhängiger werden. Eine erweiterte Erkenntnis der eigenen Fähigkeiten wird möglich, sowie ihre bewusste Nutzung. Wünsche und Ziele werden konsequenter verfolgt und auf eher *kreativen* Wegen realisiert. *Ängste* und *depressive Verstimmungen* können nachlassen oder sogar verschwinden. In gleichem Maß gehen destruktive, auch autodestruktive Gefühle und Tendenzen zurück. Die *Immunabwehr* ist in der Entspannung verbessert.

Tiefe Entspannung, verbunden mit formelhaften Vorsätzen (siehe Kapitel 5), kann psychotherapeutisch wirksam werden. Entspannung, die eingesetzt wird, um Ängste systematisch abzubauen, ist ein bewährtes Hilfsmittel psychotherapeutischer Verfahren. Formelhafte Vorsätze unterstützen bei regelmäßiger Anwendung die Selbstheilungstendenz der Psyche und des Körpers.

1.7 Wer kann Autogenes Training lernen?

Praktisch jeder kann nach Schultz das Verfahren erlernen, wenn bestehende körperliche und psychische Einschränkungen bei der Vermittlung berücksichtigt werden. Das verlangt allerdings eine Unterweisung durch einen kompetenten Trainer, der neben dem Wissen über die Methode genügend Eigenerfahrung damit gesammelt hat. Was die Motivation anbelangt, so gibt es Menschen, die derartige Methoden schlichtweg als Hokuspokus ablehnen. Sie werden gar nicht erst daran teilnehmen. Es gibt aber auch Skeptiker, die sich die Chance geben, das Verfahren kennenzulernen. Gerade sie werden oft zu begeisterten Fürsprechern.

In Kleingruppen arbeitet Raudszus-Nothdurfter schon mit Kindern ab vier Jahren, wobei für sie nicht allein das Alter, sondern auch die Gruppengröße und -zusammensetzung sowie die Frage nach Einzel- oder Gruppenarbeit wichtig ist. Von Kleinkindern kann allerdings nicht erwartet werden, dass sie regelmäßig selbständig üben. Kröner und Steinacker konnten zeigen, dass Autogenes Training die Stabilisierung der Persönlichkeit von Kindern unterstützt und ihre Anfälligkeit für psychosomatische Störungen verringert.

In meinen Kursen nahmen auch sehr viele alte Menschen, manche über 80 Jahre alt, teil. Wenn ihr Gehör und ihre Aufmerksamkeit es ihnen noch gestatteten, dem Gesprochenen problemlos zu folgen, schienen sie mir in keiner Weise benachteiligt. Im Gegenteil hatten sie oft den Vorteil einer langen Lebenserfahrung, in deren Verlauf sie Ruhepausen schätzen gelernt hatten.

Bei psychotischen Erkrankungen muss abgewogen werden, ob eine Teilnahme sinnvoll ist. In meinen Kursen konnten Patienten mit depressiven Erkrankungen durch das Training Entlastung erfahren. Meine Erfahrung mit Patienten, die eine schizophrene Diagnose haben, ist gering, aber durchwegs positiv. Es sollte in allen schwierigen oder zweifelhaften Fällen jeweils im Einzelnen vor und während des Kurses geprüft werden, ob eine Teilnahme sinnvoll ist.

2 Reflexe

Es kann davon ausgegangen werden, dass viele Menschen in dem Maße bereit sind, sich für etwas zu engagieren, in dem für sie ein erwünschtes Ergebnis erklärbar und vorhersehbar ist. Dieses Kapitel lässt verständlich werden, wie das Autogene Training oder auch andere Entspannungsverfahren zuverlässig wirksam werden können.

In der Psychologie wird zwischen sogenannten angeborenen und erlernten Reflexen unterschieden. Die vererbten Reflexe bekommen wir in die Wiege gelegt. Sie sind kaum durch den Willen beeinflussbar und verlaufen in unbewussten Prozessen des Körpers. Erlernte Reflexe werden im Laufe des Lebens in großer Zahl eingeübt und erleichtern den Alltag ganz entscheidend.

Beiden Arten ist gemeinsam, dass sie – durch einen Reiz ausgelöst – immer die gleiche, mit diesem Reiz verbundene Reaktion zeigen. Der wesentliche Vorteil eines solchen Reiz-Reaktions-Geschehens liegt in der Geschwindigkeit, in der es abläuft. Der auslösende Reiz muss nicht erst in das Bewusstsein gemeldet und von dort geprüft und genehmigt werden, sondern allein sein wahrgenommenes Auftreten genügt zur Auslösung der Reaktion.

Das Fehlen einer Wahlmöglichkeit beschleunigt diesen Vorgang ebenfalls. Fliegt beispielsweise eine Mücke auf Ihr geöffnetes Auge zu, so zieht das Gehirn nicht etwa in Erwägung, eventuell mit der Hand oder gar einer Fliegenklatsche der Gefahr beizukommen, sondern es wird auf jeden Fall das Lid geschlossen und somit der Zugang zum Auge versperrt. Begegnen Sie einer solchen Gefahr für die Gesundheit Ihres Auges öfters, wird das Großhirn vielleicht bewusst das Tragen einer Schutzbrille anordnen, der Reflex wird dadurch aber zunächst keineswegs ausgesetzt. Auch wenn Sie hinter einer sicheren Glasscheibe stehen und etwas bewegt sich unvermittelt auf Ihr Auge zu, wird der Reflex versuchen, Sie zu schützen. Selbst wenn Sie wissen, dass er unnötig ist, weil eine Mücke nunmal gegen eine Scheibe aus Glas wenig Chancen hat, kann der Reiz die Schutzreaktion wieder auslösen.

Unser Alltag wird durch die Wirksamkeit einer großen Zahl erlernter Reflexe überhaupt erst bewältigbar. Der Ablauf jeglicher Handlung wird nach einer relativ kurzen Zeit der Einübung durch den Aufbau von Reflexen erleichtert und ganz wesentlich beschleunigt.

Wenn Sie sich an die Zeit zurückerinnern, in der Sie das Schreiben lernten, so sehen Sie sich vielleicht in einer Schulbank oder bei der Hausarbeit sitzen und mehr oder weniger mühevoll Buchstaben malen. Und das haben Sie einige Wochen und Monate sehr häufig getan, bevor es langsam zu einem befriedigenden Ergebnis wurde.

Heute schreiben Sie seit vielen Jahren, ohne darüber nachzudenken, wie die einzelnen Buchstaben geschrieben werden: »... links unten anfangen, dann schräg nach oben rechts, von dort einen halben Bogen, wieder zurück, in der anderen Richtung den Kreis schließen, in einer Geraden an der rechten Seite von oben nach unten und nach rechts in einem Bogen auslaufen lassen.« So könnten die Gedanken aussehen, die das Schreiben eines »a« kommentieren, wenn man es über bewusstes Denken lenken müsste. Das »a« ist nur einer von vielen Buchstaben, die Sie im Laufe der ersten Jahre Ihrer Schulzeit erfolgreich eingeübt haben. Neben den Buchstaben gibt es aber auch noch viele Zahlen.

Andere alltägliche Beispiele lassen sich bei Tätigkeiten beobachten, die ebenfalls komplex aus vielen Einzelreflexen zusammengesetzt sind, wie beim Fahrradfahren, Schwimmen, Schlittschuhlaufen, einen Tisch decken, Schränke aufräumen, Bügeln, Wäsche aufhängen und so weiter. All das läuft »automatisch« ab, während wir nebenher an ganz andere Dinge denken, fernsehen oder uns mit jemandem unterhalten. Diese

Beispiele zeigen auf, wie zuverlässig gut eingeübte Handlungen funktionieren. Deshalb ist es so wichtig, das Autogene Training regelmäßig einzuüben.

Unterbrechungen in diesen Abläufen entstehen nur, wenn die vorhandenen Reflexe gestört werden. Wenn Sie beispielsweise in ein Auto umsteigen, in dem die Bedienelemente anders angeordnet sind oder gar die Gangschaltung eine andere ist. Wenn etwas so Unwichtiges wie die Zahnbürste nicht an der gewohnten Stelle steht, wird sie wichtig, und Sie erhalten Gelegenheit festzustellen, wie wenig Sie sonst darüber nachdenken müssen.

Für das Autogene Training werden keine körperlichen Bewegungen erlernt. Es werden Wahrnehmungen des Körpers mit der dabei vorhandenen Entspannung verbunden. Das Ergebnis ist umso stabiler im Unbewussten verankert, je regelmäßiger Sie sich in der Entspannung darauf konzentrieren. Man könnte sagen, es sind geistige Bewegungen, die durch geduldige Anwendung zu zuverlässigen Reflexen verwoben werden.

Die beschriebenen Reflexe, die z. T. sehr komplex aneinandergefügt sind, sind also nicht angeboren, sondern werden im Laufe des individuellen Lebens (meistens unbewusst) erlernt. Registriert werden sie in der Alltagssprache als Handlungsabläufe, die »automatisch« funktionieren. Das heißt im Allgemeinen, dass eine Tätigkeit immer wieder ausgeübt wird, wobei wir alle die Erfahrung gemacht haben, dass sie immer besser »von der Hand geht«, je häufiger wir sie tun.

Es wird in jedem einzelnen Fall eine Verbindung zwischen auslösendem Reiz und der darauffolgenden Reaktion hergestellt. In der Psychologie wird der Vorgang, in dem die erworbenen Reflexe eingeübt werden, »Konditionierung« genannt. Es gibt eine Formel, die die Beziehung zwischen Auslöser und Reaktion deutlich abbildet:

$S \rightarrow R$

S = auslösender Reiz (= Stimulus)
R = Reaktion

Ein auslösender Reiz ruft eine bestimmte Reaktion hervor. Je häufiger der Reiz zusammen mit der Reaktion verbunden wird, desto zuverlässiger löst der Reiz diese Reaktion aus.

Dieser Zusammenhang besteht auch in schwierigen Situationen, falls die Verbindung zwischen beiden fest genug ist. Das wiederum hängt fast vollständig davon ab, wie regelmäßig und häufig Reiz und Reaktion zusammen auftraten.

Das wohl bekannteste »Opfer« der Experimentierfreudigkeit der Wissenschaftler auf diesem Gebiet ist der Hund des russischen Physiologen und Nobelpreisträgers I.P. Pawlow. Wie jeder normale Hund reagierte auch dieser auf das Sehen oder Riechen von Futter mit erhöhter Speichelsekretion. Pawlow bot nun unmittelbar vor der Gabe von Futter den Ton einer Glocke an. Nach einer ausreichend häufigen gleichzeitigen Darbietung genügte schließlich der Ton der Glocke, um den Speichelfluss auszulösen.

Der angeborene Reflex, der den Geruch des Futters als Reiz und den Speichelfluss als Reaktion hatte, wurde benutzt, um einen anderen Reflex zu erlernen. Der erlernte Reflex bestand aus dem Reiz des Tones und der Reaktion der Speichelsekretion.

Kurz zusammengefasst, kann der Vorgang in Symbolen abgebildet werden:

REIZ		REAKTION
Geruch des Futters	→	Speichelsekretion
Geruch des Futters + Ton	→	Speichelsekretion

Der Ton wird also eine Zeitlang jeweils dann dargeboten, wenn Futter angeboten wird. Dadurch entsteht im Gehirn des Hundes eine immer fester werdende Verbindung zwischen dem Geruch des Futters und dem Ton der Glocke. So genügt es nach einiger Zeit, lediglich den Ton anzubieten, um den Speichelfluss auszulösen:

Ton	→	Speichelsekretion

Auf das Autogene Training angewandt, bedeutet das:

REIZ	→	REAKTION

Das Training der Körperwahrnehmung mit Hilfe der Formeln hat den gleichen Effekt wie das häufige gleichzeitige Darbieten von Futter mit dem Ton der Glocke. Nur ist bei uns nicht etwa Speichelfluss das Ziel, sondern die Fähigkeit, *zuverlässig und rasch* eine tiefe Entspannung auch in schwierigen Situationen hervorrufen zu können, verbunden mit all ihren positiven Konsequenzen. Und genau dafür sind Reflexe in uns zuständig: Bei einer roten Ampel müssen alle beteiligten Instanzen unseres Körpers sofort alle notwendigen Reaktionen ablaufen lassen. Schnell und ohne störende Überlegungen. Wenn wir in tiefes Wasser fallen, haben wir keine Zeit, uns zu überlegen, wie das mit den Schwimmbewegungen eigentlich sein soll. Unser Körper reagiert zum Glück so, wie er es (hoffentlich) eingeübt hat, und rettet unser Leben.

Spüren wir also ausreichend häufig den Körper so, wie es innerhalb der Formeln angeregt wird, gleichzeitig mit der Entspannung, so löst irgendwann allein das Spüren des Körpers eine tiefe Ruhe aus:

REIZ → REAKTION
Entspannung → Ruhe im Körper

Häufiges gleichzeitiges Spüren des Körpers mit Hilfe der Formeln während der Entspannung:

Entspannung + Formel → Ruhe im Körper

nach ausreichender Übung genügt das Spüren des Körpers, um zuverlässig eine Entspannung herbeizuführen:

Formeln → Ruhe im Körper

Dabei entspannen sich die Muskeln (Schwerewahrnehmung), die Hautdurchblutung nimmt zu (Wärme), Atem- und Herzfrequenz sinken (Atem- und Herzwahrnehmung) und andere Vorgänge der »Umschaltung« auf Ruhe werden durch die Entspannung ausgelöst.

Dieser Effekt beschränkt sich nicht nur auf die Ruhe. Im Verlauf des Lernprozesses werden Sie auch für die Wahrnehmung des Körpers im positiven Sinne empfindsamer. Sie lernen, die Schwere, die Wärme, die Herz- (Puls-) und Atemtätigkeit, die Wärme des Bauches und die Kühle der Stirn zu spüren.

Zusätzlich entstehen aber auch Reflexe zwischen der Wahrnehmung beispielsweise des Bauches und der Ruhe. Da der Bauch seiner Bestimmung entsprechend funktioniert, wenn wir ihm die nötige Ruhe als Voraussetzung bieten, führt das Richten der Aufmerksamkeit auf die Wärme im Bauch zum Nachlassen von vorhandenen Beschwerden.

Äquivalent gilt dieses Prinzip für jede einzelne Formel, die eingeübt wird. In einem fortgeschrittenen Stadium bald auch für »Formelhafte Vorsätze« (siehe Kapitel 5).

3 Voraussetzungen zum Erlernen

Je besser die folgenden Hinweise beachtet werden, desto eher kann mit Fortschritten in der erhofften Weise gerechnet werden.

3.1 Übung

Wie aus den Ausführungen in Kapitel 2 hervorgeht, ist Übung die wichtigste Voraussetzung überhaupt, um das AT zu erlernen. Ohne Übung ist kein Lernerfolg möglich. Aber es ist ebenso kaum möglich, das AT nicht zu erlernen, wenn in der Weise geübt wird, wie hier beschrieben. Das ergibt sich daraus, dass nicht etwas völlig Neues gelernt werden muss, sondern lediglich schon immer vorhandene und bisher selten und eher unregelmäßig wahrgenommene Empfindungen *bewusst* mit der Entspannung verknüpft werden.

Im besten Fall üben Sie täglich – ruhig auch mehrere Male. Zwei bis drei Minuten Dauer pro Übung sind für den Anfang ausreichend. Nach ein bis zwei Wochen finden Sie Ihren eigenen Zeitrahmen, der vermutlich 8–12 Minuten betragen wird, wenn Sie außerhalb von Arbeitsdruck, Stress und Anspannung üben.

Wie endet die einzelne Übung?

Sie kommen durch die Anwendung der Formeln in keinen außergewöhnlichen, fremden oder besonders tiefen Bewusstseinszustand. Sie kennen tiefere Entspannungen aus dem Schlaf.

a) Entweder sind Sie *eingeschlafen*, was nur dann geschieht, wenn Sie entsprechend müde sind und die Umstände günstig sind. So kann es ebenso vorkommen, dass Sie während einer Predigt in der Kirche kurz einnicken oder während der

Busfahrt zur Arbeit. Bei den entsprechenden Hinweisreizen, wie dem Aufstehen der anderen Kirchenbesucher oder dem Anhalten des Busses, wachen Sie normalerweise ohne weiteres wieder auf. Ähnlich verhält es sich beim Üben. Wenn Sie dabei eingeschlafen sind, wachen Sie durch Geräusche oder andere Wahrnehmungen des Alltags wieder auf.

b) Das andere unmittelbare Ergebnis einer Übung kann das *Bedürfnis* sein, *aktiv zu werden*, weil Sie genügend geruht haben. In beiden Fällen sollten Sie Ihrem instinktiven Wunsch folgen, sich zu dehnen und zu strecken, damit der Körper wieder auf Aktivität umschaltet.

Übungszeitpunkte

Eine der besten Voraussetzungen für eine Stetigkeit in der Übung ist das Einhalten fester Trainingszeiten. So wie Sie regelmäßig und ohne jedes Mal den Sinn oder den Zeitpunkt der Verrichtung zu hinterfragen, Ihre Körperpflege betreiben, können Sie das AT fest in Ihren Tagesablauf integrieren.

Viele Menschen nehmen sich *nach dem Mittagessen* ohnehin etwas Zeit, um sich auszuruhen. Wenn Ihr Arbeitsplatz keinen Raum zur ungestörten Übung bietet, können Sie nach dem Essen vielleicht in Ihrem Auto üben. Ein Teilnehmer erzählte, dass er in seiner Mittagspause in einer Kirche übt, die in der Nähe seines Arbeitsplatzes steht.

Wenn Sie also nach dem Mittagessen üben, können Sie sich von den Anstrengungen des Vormittags leichter distanzieren und gehen mit neuen Kräften in den Nachmittag. Das gleiche gilt für eine Anwendung vor oder nach dem Abendessen. Es fällt dann leichter, Abstand von den Pflichten und Anstrengungen des Tages zu gewinnen, um die Freuden der Freizeit konzentrierter genießen zu können.

Schon *morgens, unmittelbar vor dem Aufstehen* kann mit einer Übung begonnen werden. Nicht immer wachen wir morgens so entspannt auf, wie wir es uns wünschen, sei es, weil wir zu wenig oder zu schlecht geschlafen haben. Schon eine kurze Anwendung des AT vor dem Aufstehen lockert die Muskulatur in einer erstaunlichen Tiefe und klärt und beruhigt Gefühle und Gedanken, die oft noch im Traumgeschehen oder in Gefühlen gebunden sind.

Der wohl häufigste Übungszeitpunkt liegt unmittelbar *vor dem Einschlafen.* Er bietet sich an, denn Sie liegen sowieso und hoffen vielleicht auch, dass Sie mit dem AT schneller einschlafen. Das wird normalerweise auch so sein. Allerdings sollten Sie sich nicht unter Druck setzen, um möglichst schnell einzuschlafen. Dadurch würden Sie das Einschlafen behindern. Wenn Sie vor dem Einschlafen üben, sollten Sie sich irgendwann einfach in den Schlaf gleiten lassen – aus dem Spüren des Körpers heraus, ohne sich noch einmal anzuspannen, wie Sie es nach der tagsüber durchgeführten Anwendung des AT tun, um den Kreislauf wieder anzuregen. Genau diese Wirkung wollen Sie vor dem Einschlafen aber gar nicht haben, weil Sie dadurch wieder wach würden.

3.2 Günstige Ausgangsbedingungen

Immer wenn irgendeine Tätigkeit oder ein Verhalten neu eingeübt wird, sind wir zunächst leicht störbar. Beispielsweise würde es einem Fahrlehrer nicht einfallen, die erste praktische Fahrstunde gleich in dichtestem Feierabendverkehr abzuhalten. Die Fahrschüler würden wohl kaum ein zweites Mal zu diesem Lehrer gehen. Übertragen auf Entspannungsverfahren bedeutet dies, dass zu Beginn ein möglichst ruhiger Raum aufgesucht werden sollte, in dem kein grelles Licht Sie stört. Unter dem Körper sollte eine weiche Unterlage vor dem harten Boden schützen, und Ihre Kleidung sollte Sie weder drücken noch einengen.

Alles, was die Konzentration auf den Körper stören könnte, sollte vermieden werden.

Unter starken Schmerzen zu entspannen ist anfangs fast unmöglich. Daher sollten Sie versuchen, wenigstens durch Ihre Haltung während der Anwendung Schmerzen zu vermeiden. Wenn Sie auf dem Rücken liegen, können Sie das Entstehen von Rückenschmerzen oft vermeiden, indem Sie unter Ihre Knie eine geeignete Unterlage legen oder die Füße auf einen herangerückten Stuhl auflegen und sie dadurch höher lagern.

Sie können alle für die Übung günstigen Bedingungen mit denen vergleichen, die Sie schaffen, wenn Sie zu Bett gehen. Wenn Sie dabei die falschen Voraussetzungen schaffen, stören Sie Ihren Schlaf. Genauso verhält es sich mit der Entspannung, die Sie durch das AT erwarten.

In den Gruppen erlebe ich es häufig, dass auf meine Frage nach der selbständig durchgeführten Übung ganz anderes geschildert wird: Viele Teilnehmer üben in Situationen, in denen sie Ruhe bräuchten (bei Schlafstörungen, bei Aufregung, nach Ärger oder bei Schmerzen). Enttäuscht wird dann von ihnen berichtet, dass sie keine Ruhe gefunden haben. Auf mein Nachfragen stellt sich meistens heraus, dass das AT von diesen Teilnehmern zuvor nicht eingeübt wurde. Erst in einer schwierigen Situation erinnerten sie sich daran und erwarteten sofortige Hilfe.

Stellen Sie sich ähnliches für andere Tätigkeiten vor. Sie wollen schwimmen lernen, hören sich aber lediglich theoretische Einführungen an, ohne je eine Schwimmbewegung auszuführen. Was wird wohl passieren, wenn Sie nach einem solchen Lernprozess in tiefes Wasser springen, um Ihre theoretischen Fertigkeiten in die Praxis umzusetzen? Würden Sie es sich zutrauen, die komplizierten Balancefertigkeiten, die für das Fahrradfahren eingeübt werden müssen, allein durch theoretische Einführungen zu erlernen? Könnten Sie Auto fahren, ohne je hinter dem Lenkrad gesessen zu haben?

Erlernen des AT bedeutet also nicht, nach der ersten Stunde schon in jeder beliebigen Situation entspannen zu können.

3.3 Die Körperhaltungen

Grundsätzlich sollte entweder im Sitzen oder im Liegen geübt werden. Ich empfehle, wann immer möglich die tiefere Entspannungsfähigkeit im Liegen zu nutzen. Aber es gibt sicherlich Bedingungen, die keine liegende Haltung zulassen. Dass Sie sich an Ihrem Arbeitsplatz nicht ohne weiteres in einer Pause hinlegen können, ist leider normal. In der Trainingsphase aber sollten Sie versuchen, möglichst häufig liegend zu üben.

Es gibt Bedingungen, die es nicht erlauben, im Liegen zu entspannen. Wenn das Liegen auf dem Rücken Schmerzen hervorruft, sollten Sie eine andere Haltung einnehmen. Es gibt außerdem immer mal wieder Situationen in unserem Alltag, in denen wir irgendwo auf etwas warten. Sei es auf dem Bahnhof, im Zug, beim Arzt, bei einer Behörde oder bei anderen Gelegenheiten. In all diesen Fällen können Sie unauffällig die unten beschriebene Haltung im Sitzen einnehmen und sich Ihrem Körper zuwenden, um die eigene Entspannungsfähigkeit zu fördern.

Die Anwendung im Liegen

Sie legen sich auf den Rücken. Die Arme liegen neben dem Körper, die Ellenbogen sind leicht angewinkelt. Die Beine sind etwas geöffnet, die Zehenspitzen fallen dabei (meist) nach außen. Der Kopf liegt gerade und leicht erhöht (durch ein Kissen, ein Handtuch oder etwas Ähnliches). Die Unterlage sollte nicht unter dem Nacken, sondern unter dem Kopf liegen.

Die Anwendung im Sitzen

Setzen Sie sich auf einen Stuhl, lehnen Sie sich mit aufrechtem (nicht angespanntem) Rücken an und lassen Ihren Kopf an der Wand ruhen. Hilfreich ist ein kleines Kissen, eine Jacke, ein Handtuch oder ein Pullover zwischen Wand und Kopf.

Bequem und sicher ist es, wenn die Füße auf einen zweiten Stuhl aufgelegt werden. Wenn Sie Probleme mit einem schwankenden Blutdruck haben, was auch durch die Einnahme von Herz- oder Kreislaufmedikamenten begünstigt werden kann, würde ich auf jeden Fall zur Übung im Liegen, zumindest aber zum Auflegen der Füße auf einen Stuhl raten, um Schwindelgefühle oder ähnliche unangenehme Kreislaufreaktionen zu vermeiden.

3.4 Die Rücknahme der Entspannung

In der Entspannung sinkt der Blutdruck. Das ist sinnvoll und entlastend für den Körper. Aber bevor Sie sich aufrichten, sollte Ihr Kreislauf wieder »auf Betriebsdruck« sein. Andernfalls könnten Sie sich sehr unwohl fühlen. Die Konsequenzen sind Ihnen bekannt: Wenn Sie sich aus einer Ruhephase in der Vergangenheit zu schnell oder zu plötzlich aufgerichtet haben, so fühlten Sie sich vielleicht schwindlig, Sie bekamen Kopfschmerzen oder fühlten sich schlapp und matt.

Das sollten Sie auf jeden Fall verhindern, indem Sie sich nach jeder Übung kräftig strecken, bevor Sie aufstehen. In den Kursen verwende ich die immer gleichen Sätze, die Sie sich auch innerlich vorsprechen können, um frisch und ausgeruht wieder aufstehen zu können:

»Nehmen Sie die Entspannung jetzt wieder zurück,
atmen Sie tief ein und aus,
spannen Sie Ihren Körper kräftig an
und öffnen Sie Ihre Augen«.

Welche Muskelgruppen Sie anspannen, ist letztendlich gleichgültig, solange die Spannung ausreicht, um die aktivierende und erfrischende Kreislaufreaktion zu bewirken. Bewährt hat sich das Dehnen und Strecken des Körpers, mit dem wir uns ganz unwillkürlich nach Ruhephasen auf die Aktivität vorbereiten und das wir bei ganz kleinen Kindern oder auch bei unseren Hauskatzen oder Hunden beobachten können.

3.5 Konzentration

Dieser Begriff wird häufig missverständlich benutzt. Eine Klärung kann dazu beitragen, besser zu verstehen, wie die Sensibilität für körperliches und psychisches Geschehen gefördert werden kann.

»Ich kann mich einfach nicht auf meinen Körper konzentrieren. Zu viele Gedanken schwirren mir durch den Kopf.«

»Die Geräusche lenken mich zu sehr ab, deshalb kann ich mich nicht auf meinen Körper konzentrieren, obwohl ich es mit aller Kraft versuche.« Solche Sätze sind in den Kursen recht häufig zu hören. Besonders problematisch wird die Konzentration zu Hause erlebt, wenn kein Trainer in die Ruhe hineinführt.

Es wird grundsätzlich zwischen zwei Möglichkeiten, sich zu »konzentrieren«, unterschieden:

- Erzwungene Konzentration
  Diesen meist mühevollen Zustand kennen wir alle aus manchen Fächern unserer Schulzeit. Auch heute noch gibt es Situationen, in denen wir uns zwingen, etwas zu durchdenken, zu lesen oder sonstwie geistig zu verfolgen, das uns eigentlich in diesem Moment überfordert oder ganz einfach nicht interessiert.

Dieser Zustand ruft eine körperliche und geistige Anspannung hervor, die mit einer gelassenen Ruhe, wie sie im AT auftreten soll, nichts gemein hat. Schon nach relativ kurzer Zeit müssen wir uns abwenden, ablenken, um uns zu regenerieren.

- Interessierte Konzentration
  Lesen wir dagegen ein spannendes Buch oder verfolgen ein uns in diesem Moment interessierendes Gespräch, das uns nicht überfordert, so sind wir einfach dabei. Die Konzentration muss nicht irgendwie erzwungen werden, sondern sie ist einfach da. Das gilt für alles, was uns interessiert und im Moment nicht überfordert.

Auf das Autogene Training angewandt, heißt das:

Die einzige Anstrengung, die Sie erbringen müssen, ist die Integration der regelmäßigen Übung in Ihrem Alltag und während der Übung in die Körperphänomene hineinzuspüren. Es werden dabei Gedanken kommen, die Ihre Aufmerksamkeit entführen wollen. Den gleichen Effekt haben manche Geräusche oder Körperempfindungen. Lassen Sie sich ein Stückweit mit diesen Ablenkungen treiben. Sobald Sie merken, dass sie vom AT abgelenkt wurden, kehren Sie geduldig zurück zum Spüren der Empfindungen, die beim AT angestrebt werden.

Selbstverständlich ist es ideal, wenn Sie von Anfang an innerlich hauptsächlich beim Körper und den wesentlichen Vorstellungen bleiben können und da nichts ist, das Sie ablenkt. Aber zu Beginn eines Kurses ist das nicht die Realität.

Manche Teilnehmer schlafen während des Trainings recht schnell ein. Im Schlaf fehlt jedoch die für den erwünschten Lerneffekt notwendige Konzentration auf die Körperwahrnehmung, weshalb eine Reflexbildung nicht möglich ist. Schnelles Einschlafen zeigt eine gute Fähigkeit zur Entspannung oder einfach Erschöpfung an. Aber während des Schlafes lernen Sie kein Autogenes Training.

Um den schnellen Schlaf zu verhindern, können Sie die Übungszeit verkürzen. Das heißt, die Zeitabstände zwischen den Formeln werden verringert, ebenso die für eine einzelne Übung aufgewendete Zeit. Dafür sollten Sie häufiger üben. Auch die Übung im Sitzen erleichtert die bewusste Wahrnehmung des Körpers.

3.6 Verändert sich mein Bewusstsein, wenn ich Autogenes Training anwende?

Beginnt man, über das Bewusstsein nachzudenken, stellt sich heraus, dass es schwierig zu erfassen ist. Wo liegen die Grenzen? Wann beginnt das Unbewusste? Im indischen Yoga wird zwischen vier Bewusstseinszuständen unterschieden: Dort gibt es das Tagesbewusstsein, das Bewusstsein des Schlafes mit Träumen, das ohne Träume und das kataleptische Bewusstsein (Eliade). Letzteres ist für uns uninteressant, weil es nur über spezielle Atemübungen, die sehr konsequent und lange durchgeführt werden müssen, erreichbar ist. Aber die Grenzen zwischen den anderen drei Zuständen können fließen. Hin und wieder erfahren wir derartiges, wenn wir uns während eines Schlafes plötzlich bewusst werden, dass wir träumen.

Bei fortgeschrittenen Teilnehmern ist zu beobachten, dass sie sich während einer Anwendung sehr schnell aus dem Alltagsbewusstsein ausblenden. Hinterher berichten sie, dass sie zwischen »Schlaf« und dem Hören meiner Worte hin- und hergependelt sind. Es ist anzunehmen, dass sie nicht geschlafen haben, sondern in einem Zustand eingeengter Aufmerksamkeit waren, wie er aus der Hypnose bekannt ist (Bongartz u. Bongartz). Das erinnert an Tagträume. Jeder kennt diese recht häufigen geistigen Abwesenheiten vom aufmerksamen Wachbewusstsein. Auch mit geöffneten Augen hat unser Gehirn die Fähigkeit, alle Wahrnehmungen, die außerhalb liegen, auszublenden und sich einem Gedanken oder inneren Bild zuzuwenden. Manchmal wissen wir auch gar nicht mehr, was in dieser Zeit passiert ist.

Durch die Anwendung des AT wird man sich seines Körpers bewusster. Mit der Zeit werden auch andere Wahrnehmungen außerhalb des Körpers differenzierter registriert. Die Wahrnehmung überhaupt kann bewusster gelenkt werden, weil durch die Übung eine Schulung im Umgang mit unseren Sinnen erfolgt.

Auch die Zeit wird während der Übungen des AT anders wahrgenommen. Das Bewusstsein hat scheinbar kein korrektes Zeitmaß und keine Erinnerung an Zeiten seiner Abwesenheit. Dagegen kann die unbewusste Einschätzung der Zeit, die vergeht, sehr präzise werden, wenn das geschult wird. Viele Teilnehmer berichten, dass sie ziemlich exakt nach einer zuvor festgelegten Zeitspanne aus der tiefen Entspannung auftauchen können. Aus dem Alltag kennen wir die Erfahrung, morgens zu bestimmten Zeiten ohne Wecker aufzuwachen. Bei einem Freund konnte ich einmal erleben, wie er die zeitliche Länge bestimmter Geschehnisse, die ungefähr zehn bis zwanzig Minuten dauerten, mehrmals hintereinander mit einer Abweichung von wenigen Sekunden abschätzen konnte. Er berichtete mir hinterher, dass er dieses Zeitgefühl beim Dauerlauf trainiert hatte. Unbewusst hat unser Körper also die Möglichkeit, Zeit exakt zu erfassen. Die Nutzbarmachung dieser Fähigkeit kann im AT geschult werden, indem Sie sich bei jeder Anwendung vornehmen, nach einer bestimmten Zeit die Übung zu beenden. Auf diese Weise wird die Zeitvorgabe zunehmend genauer eingehalten.

Wir wissen meist nicht aus uns selbst heraus, wann wir gerade nicht bewusst waren. Ein Teilnehmer eines AT-Kurses berichtete unmittelbar nach seiner sechsten Sitzung, er habe dieses Mal ausnahmsweise nicht den Erfolg verspürt, wie es bisher schon üblich geworden war. Es sei ihm heute einfach nicht möglich gewesen, sich zu entspannen. Auf diese Äußerung antworteten die anderen Teilnehmer mit Belustigung. Der Patient hatte nämlich geschnarcht, war offensichtlich mit seinem Bewusstsein nicht anwesend gewesen. Vermutlich war er es gewohnt, während der Übung ein bewusstes Wohlgefühl zu erleben. Aufgrund einer Erschöpfung war er dieses eine Mal stattdessen in eine tiefere Ebene hineingeglitten, die ihm mehr von dem gab, was er in dieser Situation nötig hatte. Ähnliche Widersprüche zwischen von außen sichtbarer Ruhe und eigenem Erleben sind bei tieferen Entspannungen häufig zu beobachten.

Das AT führt in keinen anderen Zustand, als wir ihn aus den alltäglichen Ruhephasen kennen.

Mit zunehmender Routine in irgendeinem Entspannungsverfahren werden Sie lernen, bewusster mit Ihrer Aufmerksamkeit umzugehen. Weil Ihre Aufmerksamkeit aber gleichzeitig maßgeblich beeinflusst, was Ihnen bewusst ist, können Sie mehr und mehr lernen, den Inhalt Ihres Bewusstseins zu steuern. Das kann auch als Verbesserung der Konzentrationsfähigkeit bezeichnet werden. Diese Veränderungen laufen langsam und kaum merklich ab. Irgendwann stellen Sie fest, dass Sie sich deutlich besser als früher konzentrieren können. Vielleicht ohne diese Veränderung mit dem AT in Verbindung zu bringen.

Diejenige Bewusstseinsveränderung, die am schnellsten auffällt, ist die zunehmend bessere Repräsentation Ihres Körpers in Ihrer Wahrnehmung.

Viele Teilnehmer spüren ihren Körper überraschend wenig. Manche wissen nicht, wie sich Schwere anfühlt oder was mit Körperwärme gemeint ist. Noch weniger spüren den Bauch oder die Stirn. Kaum einer kann die Zehen getrennt voneinander bewusst unterscheiden. Diese letzte Wahrnehmung spielt zwar für das Erlernen des AT keine Rolle, aber Sie können im Laufe der Zeit feststellen, dass Sie recht bald Körperteile, Spannungszustände oder Vorgänge spüren, die zuvor nicht oder nur in Ansätzen präsent waren.

Konnten Sie vor Kursbeginn Ihre Schwere nicht spüren, weil Sie nie darauf geachtet haben, so werden Sie nach einigen Wochen der Übung nicht nur das Gefühl für Ihr eigenes Körpergewicht wesentlich verbessert haben, sondern ganz gezielt Muskeln entspannen können, die Sie vor dem Erlernen des Autogenen Trainings vielleicht nie auch nur gespürt haben. Und dazu genügen dann wenige Sekunden, und es geschieht durch die Aufmerksamkeit, die Sie darauf lenken, und die Wirksamkeit der Reflexe, die Sie bis dahin eingeübt haben.

Folgt man diesem Gedankengang, so fällt es leicht, sich vorzustellen, dass auch andere Inhalte wie Gefühle und Gedanken umfassender und intensiver wahrgenommen werden können, indem durch ein entsprechendes Training die Aufmerksamkeit immer wieder darauf gerichtet wird. Gleichzeitig wird durch die Aufmerksamkeitslenkung der eigene Einfluss auf das Wahrgenommene erweitert.

Wie aus dem eben Beschriebenen folgt, ist eine Steigerung des Selbst-bewusst-Seins fast zwangsläufig eine Konsequenz des AT, auch wenn »nur« geübt wird, ohne jeden weitergehenden Anspruch als den auf momentane Entspannung.

Der Unterschied zwischen Bewusstem und Unbewusstem

Obwohl diese beiden Begriffe als zwei Ebenen der Psyche unterschieden werden, ist doch nicht immer ganz klar, welche Aufgaben und Inhalte ihnen zugeordnet werden sollen. Das Unbewusste ist nicht direkt erfahrbar, es kann nur darauf geschlossen werden, soweit es einen Einfluss auf unser Verhalten und Erleben hat.

Es ist eine jedem zugängliche Erfahrung, dass die meisten Körperfunktionen überwiegend unbewusst ablaufen. Es kann sogar zu Schwierigkeiten führen, wenn das Bewusstsein die Kontrolle übernehmen möchte. Das wird leicht deutlich an der Atmung, die meist reibungslos verläuft, solange ihre Steuerung außerhalb des Bewusstseins verbleibt, aber schwierig werden kann, wenn bewusst versucht wird, *richtig* zu atmen.

Das Unbewusste führt auf der körperlichen Seite aus, was das Bewusstsein beabsichtigt – soweit es in seiner Macht liegt. Aus dem Unbewussten kommen Gefühle, Erinnerungen und Ideen in das Bewusstsein. Die Verflechtung zwischen beiden Instanzen ist sehr eng – und wenig bewusst (Gadenne). Es scheint auch so zu sein, dass wir noch weit mehr Möglichkeiten haben, auf unbewusste Ressourcen zurückzugreifen, um uns gesund zu erhalten und weiterzuentwickeln, als wir normalerweise denken. Vielleicht begrenzt auch das fehlende Bewusstsein über diese Ressourcen ihre Nutzung. Obwohl wir in jedem Augenblick unserer Existenz durch die Zuverlässigkeit der unbewusst in uns ablaufenden Prozesse leben, würdigen wir diese Vorgänge nicht in dem Maße, wie es ihnen eigentlich zukommt. Sie erhalten unsere Gesundheit nicht nur im Schlaf, sondern sorgen auch dafür, dass wir gehen, Auto fahren oder sprechen können, um nur einige offensichtliche Beispiele zu nennen.

Durch die Anwendung des Autogenen Trainings können Sie also auch lernen, wieder vermehrt Ihrer eigenen unbewussten Weisheit zu vertrauen und Wege zu ihrer Nutzung zu gehen.

3.7 Anleitung zum Erlernen des Autogenen Trainings mit Hilfe des vorliegenden Textes

Als Übungsgrundlage dient die Beschreibung der Formeln in Kapitel 4. Dort ist auch dargestellt, welche konkreten Schritte zu ihrer Einübung notwendig und ausreichend sind.

Wenn das AT für Sie völlig neu ist, sollten Sie die Kapitel 1 bis 3 lesen. Sie gehören zwar nicht zum Training, helfen aber, das nötige Verständnis über die Wirksamkeit und die erreichbaren Ziele zu erwerben.

Bevor Sie mit der ersten Formel beginnen und sich der eigenen Schwere zuwenden, nehmen Sie eine der bereits beschriebenen Haltungen ein. Dann schließen Sie Ihre Augen und orientieren sich zunächst auf die Geräusche, die Sie umgeben – nachdem Sie alle vermeidbaren Geräuschquellen ausgeschlossen haben. Versuchen Sie, jedes einzelne Geräusch zu hören. Wehren Sie sich nicht gegen die vorhandenen Töne. Vielleicht gefällt Ihnen der Gedanke, dass andere Menschen arbeiten und dabei Lärm verursachen, während Sie hier liegen und die Dinge geschehen lassen können.

Hilfreich kann die nachfolgende Vorstellung sein. Sie können sie auch so verändern, dass Bilder oder Erinnerungen in ihr enthalten sind, die für Sie persönlich Ruhe und Distanz darstellen.

Während jeder Entspannung werden immer wieder Geräusche an Ihrem Ohr vorbeikommen. Auch wenn Sie damit nichts zu tun haben wollen. Genauso ist es mit Ihren Gedanken. Behandeln Sie den ständigen Fluss dieses lebendigen Geschehens wie einen Zug, der an Ihnen vorüberfährt. Sie können in ihn einsteigen und sich mitnehmen lassen. Sie können ihn aber auch vorüberfahren lassen, seine Fahrgeräusche hören und den Fahrtwind spüren. Das ist etwas, das mit Ihnen eigentlich nichts zu tun hat. Der Zug liegt außerhalb. Irgendwann ist er zu Ende, und sein Geräusch entfernt sich. Vielleicht kündigt sich schon der nächste als kleiner Punkt in der Ferne an.

Vielleicht möchten Sie sich vorstellen, sich ein Stück weiter weg gemütlich auf einen schönen Aussichtspunkt zu setzen, um dem Geschehen in aller Ruhe aus einer sicheren Entfernung zuzusehen, während kaum noch Geräusche an Ihr Ohr dringen und das Dort-vorne seine Dringlichkeit allmählich verliert. Dabei können Sie Ihre Aufmerksamkeit zunehmend mehr Ihrem Körper zuwenden, um vielleicht irgendwo auch schon das eigene Gewicht zu spüren, mit dem Ihre Glieder sich in die weiche Unterlage drücken.

Zwar sollen Sie die vorhandenen Laute nicht verdrängen wollen, aber Sie sollen sie auch nicht festhalten. Nehmen Sie also ihre Existenz wahr – und erlauben Sie ihnen, wieder aus Ihrem Bewusstsein zu verschwinden. Versuchen Sie dabei passiv zu bleiben, wie ein außenstehender Beobachter.

Genauso verfahren Sie mit Ihren Gedanken. Lassen Sie sie kommen und auch wieder gehen. Vielleicht hilft es Ihnen, wenn Sie Ihre Gedanken in Bilder fassen. So könnten Sie sich vorstellen, wie immer mal wieder bunt gekleidete Ideen in Ihr Bewusstsein kommen, sich dort ein Weilchen aufhalten, um irgendetwas Sinnvolles zu erledigen, und dann, wenn sie ihre Aufgabe erfüllt haben, wieder weggehen.

In meinen Gruppen spreche ich gerne zwischen der Schwere- und der Wärmeformel folgenden Satz:

»Geräusche und Gedanken können kommen und gehen ...
wie Wolken am Himmel ...
und in der Ferne verblassen wie alte Bilder.«

Im nächsten Schritt wenden Sie Ihre Aufmerksamkeit Ihrem Körper zu. Um sensibler für ihn zu werden, fangen Sie bei der ersten Übung mit einer kleinen Erkundungsreise durch Ihren Körper an.

Körperreise

Vielleicht können Sie sich vorstellen, dass Sie mit einem inneren Auge in Ihrem Körper spazieren gehen. Nehmen Sie die einzelnen Glieder und auch Gelenke so gelassen wie möglich wahr. Wandern Sie mit Ihrer bewussten Aufmerksamkeit – während Sie bequem und ruhig liegen oder sitzen – durch Ihre Unterarme, die Ellbogen, die Oberarme, die Schultergelenke und den Hals bis hin zum Kopf. Von dort wieder zurück über den Hals, den Rücken, die Brust und den Bauch, die Hüften und Hüftgelenke, die Oberschenkel, Knie, Unterschenkel und Füße bis zu den Zehen.

Es ist gleichgültig, an welcher Körperstelle Sie anfangen und aufhören. Wichtig ist es, einen Einstieg in die Empfindungen des Körpers zu finden. Es kann hilfreich sein, zumindest in den ersten Tagen diese allgemeine Körperwahrnehmung den eigentlichen Formeln voranzustellen.

Anschließend beginnen Sie mit der ersten Formel des AT, indem Sie die Schwere Ihres Körpers spüren. Sie helfen Ihrer Wahrnehmung auf die Sprünge, indem Sie sich an Situationen erinnern, in denen Sie die körpereigene Schwere besonders intensiv gespürt haben. Dann lenken Sie Ihre Aufmerksamkeit wieder auf den Körper und spüren in sich hinein, wo im Körper Sie in diesem Moment ein Schweregefühl empfinden. Sie sagen sich die Formel in Gedanken einige Male vor, um nach einer Gesamtübungszeit von ungefähr drei bis zehn Minuten die Übung durch körperliche Anspannung zu beenden.

Während der Lernphase ist es wichtiger, eine Übung häufig zu wiederholen, als lange zu üben. Eine Übung braucht anfangs nicht länger als zwei bis drei Minuten zu dauern. Spüren Sie zwei oder drei Mal in jede Wahrnehmung hinein, verbinden das Spüren vielleicht jeweils mit dem Ausatmen, dann sind Sie nach ca. drei Minuten fertig mit einer Übung.

Wenn Sie später eine bessere Wahrnehmung des Körpers bekommen haben und das AT nicht mehr üben, um es zu lernen, sondern weil Sie seine Wirkung brauchen oder einfach genießen möchten, dann richten Sie sich nach dem eigenen Zeitgefühl, um die Anwendung so lange andauern zu lassen, wie Sie es in dem jeweiligen Moment brauchen.

Falls Sie nach der Anwendung wieder konzentriert arbeiten wollen, sollten Sie zehn bis fünfzehn Minuten nicht überschreiten, damit Sie nicht in den Schlaf abgleiten, der es Ihnen möglicherweise erschwert, wieder wach im Alltag zu sein – wie wir es aus einem zu langen Mittagsschlaf kennen, nach dem wir für einige Zeit schlapp und müde bleiben.

Nach einigen Tagen der regelmäßigen Übung der ersten Formel nehmen Sie die Vorstellung der Wärme hinzu. Genauso verfahren Sie nach und nach mit allen anderen Formeln.

Hin und wieder entsteht die Frage, ob die Formeln nicht laut vorgesprochen werden sollten. In der Regel sollten Sie das nicht tun, weil es die Tiefe der Entspannung begrenzt. Es kann jedoch sinnvoll sein, wenn Sie überhaupt nicht fähig sind, sich auf die Empfindungen zu konzentrieren, sondern immer wieder sofort abschweifen. Dann erleichtert das aktive Sprechen die Konzentration. Sehr bald wird es jedoch eher störend, wenn Sie nämlich gelernt haben, beim Körper zu bleiben, und durch die eigene Stimme und die für das Sprechen notwendige Anstrengung von der Ruhe abgelenkt werden.

Nun noch einmal knapp zusammengefasst die *Anleitung*, die Sie befolgen sollten, falls Sie diesen Text als einzige oder wesentliche Grundlage für das Erlernen des AT benutzen:

1. Lesen Sie die Formeln und den dazugehörigen Begleittext aufmerksam durch. Merken Sie sich den Wortlaut der Standardformel(n) gut.
2. Nehmen Sie die Haltung ein, in der Sie entspannen wollen (wie oben beschrieben).
3. Schließen Sie die Augen oder schauen Sie locker auf einen Punkt. Lassen Sie Geräusche und Gedanken kommen und gehen.
4. Orientieren Sie sich auf die Empfindungen Ihres Körpers.
5. Sprechen Sie sich innerlich die Formeln vor und beobachten Sie, wo im Körper Sie Entsprechendes wahrnehmen. Nutzen Sie Ihre Erinnerungen, um den Körper besser zu spüren.
6. Nehmen Sie die Entspannung behutsam zurück, indem Sie tief durchatmen, die Muskeln anspannen, sich strecken und schließlich die Augen öffnen.

Diese Reihenfolge halten Sie bei jeder Übung ein, bis Sie alle Formeln auf diese Weise erlernt haben. Auch danach sollten Sie nur im Ausnahmefall von diesem Schema abweichen und etwa einzelne Formeln herausgreifen (siehe Kapitel 6).

4 Die Formeln in den einzelnen Kursstunden

Die Formeln fassen die körperlichen Reaktionen in Worte, die die Entspannung begleiten. Der Wortlaut der Sätze sowie die Reihenfolge, in der sie hintereinander geübt werden, sollten anfangs möglichst konstant bleiben. Gerade zu Beginn der Einübung würde ein Variieren die Bindung zwischen Entspannung und Körperwahrnehmung erschweren. Nach Ende des gesamten Kurses können Sie – nun schon mit einiger Kompetenz – die Formulierungen so abwandeln, wie sie für Ihre Vorstellungswelt am besten passen. Aber auch dann sollten Sie im Großen und Ganzen bei den gewählten Sätzen oder Vorstellungen bleiben.

Nachfolgend stelle ich neben den Standardformeln auch mögliche andere Formulierungen vor. Die von mir als Standardformeln bezeichneten Sätze verwende ich in meinen Gruppen. Sie haben sich in den vergangenen Jahren bewährt. Die Alternativen sind Sätze, die hilfreich sein können. Daneben sind allerdings auch eigene Formulierungen vorstellbar, die ähnlich effektiv oder sogar besser dazu verhelfen können, Ihren Körper auf Ihre ganz persönliche Art zu erspüren.

In anderen Anleitungen wird ein Kurs mit der Schwere in nur einer Hand oder auf nur einer Körperseite begonnen. Bisher bin ich nie so verfahren, sondern habe die Formeln in jedem Kurs von Anfang an auf alle Glieder bezogen. Die Erfahrung zeigt, dass eine Zerlegung in kleinere Einheiten ein unnötiger Umweg ist.

4.1 Die Schwere des Körpers

Standardformel: ***Meine Arme und Beine sind angenehm schwer.***
oder: *Mein Körper ist angenehm schwer.*
oder: *Schwere*

Voraussetzungen für die Übung

Nicht die *Herstellung* von Schwere ist das Ziel. Das ist weder möglich noch nötig. Wir haben alle ein gewisses Gewicht, das sich in diskreten Zeiträumen auch nicht wesentlich verändert. *Dieses Eigengewicht gilt es zu spüren.* Voraussetzung für die Wahrnehmung der eigenen Schwere ist eine gewisse Sensibilität für den eigenen Körper. Eine solche Empfindsamkeit bildet sich spätestens im Verlauf des Kurses und des eigenen Trainings aus, in dem Sie Ihre innere Aufmerksamkeit immer wieder auf das Körpererleben richten. Auch Skeptikern gelingt es in der Regel schon nach wenigen Übungen, Teile ihres Körpers und der eigenen Schwere zu spüren.

Wodurch kommt eine Schwereempfindung zustande?

Jeder weiß, dass sein eigener Körper schwer ist. Dieses Gewicht verändert sich auch nicht innerhalb weniger Minuten der Ruhe.

Anders verhält es sich mit der *Empfindung* des eigenen Gewichts. Die Wahrnehmung der eigenen Pfunde kann sehr wohl beträchtlich schwanken. Ganz allgemein können Sie beobachten, dass Sie sich umso leichter fühlen, je aktiver, je weniger müde Sie sind. Umgekehrt spüren Sie die Schwere des eigenen Körpers besonders intensiv bei Entspannung, Müdigkeit und Erschöpfung.

Es ist von großem Vorteil, sich an ein angenehmes Gefühl der Schwere zu erinnern. Je deutlicher Sie das können, desto leichter fällt es Ihnen, das Eigengewicht Ihres Körpers auch im Moment der Übung wahrzunehmen. Deshalb sollten Sie viel Sorgfalt auf die Wahrnehmung dieser Empfindung legen.

Eine Möglichkeit, die eigene Schwere zu spüren, kann auch darin bestehen, einen Arm oder ein Bein für einige Minuten frei in der Luft schweben zu lassen. Dabei sollten Sie sich nicht unter Druck setzen, es besonders lange aushalten zu können. Der einzige Sinn ist die bewusste Wahrnehmung des Gewichtes, mit dem Ihr Arm (oder Bein) zur Erde gezogen wird.

Nach ausreichend langer Zeit regelmäßiger Übung (für einige Wochen mindestens einmal täglich) genügt die Wahrnehmung allein der Schwere, um eine spürbare Entspannung im gesamten Organismus zu erreichen.

Erleichternde Vorstellungen

Nehmen Sie sich – auch bei den folgenden Formeln – die Zeit, die jeweilige Vorstellung in Ihrer Fantasie oder aus Ihrer Erinnerung möglichst lebendig entstehen zu lassen.

Bei dieser Formel können Sie sich an das Gefühl erinnern, das Sie nach einer langen Wanderung oder nach einem mehrstündigen Einkaufsbummel in den Füßen oder Beinen verspüren. So ist der Eindruck, die Schuhe würden gegen Ende des Weges immer schwerer, vielleicht in Ihrer Erinnerung geblieben. Und die Erleichterung, sich mit seinem ganzen Gewicht endlich auf die Bank (im Wirtshaus, am Ende der Wanderung) oder auf den Stuhl (im Kaufhaus) sinken lassen zu können. Und das Gefühl, in nächster Zeit nicht wieder aufstehen zu wollen oder zu können.

Die gleiche Schwere der Glieder kennen Sie von jeder körperlichen Arbeit, die die Muskulatur anstrengt. Es fällt nach einiger Zeit zunehmend schwerer, die Bewegungen auszuführen. Das Gewicht der Hand, des Armes scheint zuzunehmen.

Einen Turm ersteigen, einen Berg hinaufgehen, lässt mitunter regelrecht den Eindruck entstehen, der Körper würde durch seine eigene Schwere sogar schrumpfen, je höher ohne Pause gestiegen wird.

Es hilft auch, sich an das Tragen schwerer Lasten zu erinnern. Hier ist der Einkaufskorb zu nennen, ein Eimer Wasser oder auch ein Koffer, der anfangs noch nicht zu schwer scheint, aber nach wenigen Metern schon zu einer mühevollen Last werden kann.

Auch der bildhafte Eindruck der Schwere, ohne tatsächliche Erinnerung, kann die Körperempfindung unterstützen. Aus dem Tierleben kennen wir die Elefanten, deren Füße bei jedem Schritt den Boden erbeben lassen, ebenso das Nashorn oder das Flusspferd, das im Wasser sogar elegant wirken kann, außerhalb aber sehr an seiner Schwere trägt.

Im Wasser entspannt sich die Muskulatur des Körpers besonders gut, weil das Wasser eine teilweise Schwerelosigkeit hervorruft. Es trägt einen Teil des Gewichts. Dadurch kann sich die Muskulatur etwas entspannen. Sicherlich erinnern Sie sich an den Eindruck, den Sie hatten, wenn Sie beispielsweise in der Badewanne lagen und langsam und bewusst Ihre Arme über die Wasseroberfläche hoben. Je weiter die Glieder sich aus dem Wasser herausheben, desto deutlicher nehmen Sie ihre Schwere wahr. Sobald die Arme das Wasser verlassen haben, muss ihr volles Gewicht von der Muskulatur getragen werden. Dieses Anspannen-müssen wird als Schwere empfunden.

Nutzen Sie die Wirkung Ihrer Erinnerungen während der Übung. Versuchen Sie von nun an, die eigene Schwere in Ihrem Alltag bewusster zu beachten. Das erleichtert die Körperwahrnehmung ganz wesentlich.

Alle diese Vorstellungen und Erinnerungen sind Brücken zur Wahrnehmung der eigenen *augenblicklichen* Schwere. Es geht nicht darum, schwerer zu werden, sondern das eigene Gewicht in der Entspannung zu spüren, um die Reflexe zu fördern, die nach einigen Wochen regelmäßiger Übung die Entspannung zuverlässig herbeiführen werden.

4.2 Die Wärme der Haut

Standardformel:	***Meine Arme und Beine sind angenehm warm.***
oder:	*Mit jedem Ausatmen strömt Wärme in Arme und Beine.*
oder:	*Wärme*

Voraussetzungen für die Übung

Zunächst ist es wichtig, günstige Voraussetzungen zu schaffen, die es Ihnen überhaupt ermöglichen, die Wärme des Körpers zu spüren. Sie sollten sich dazu auf eine warme Unterlage legen oder setzen. Wenn Sie kein Bett, Sofa oder ähnliches zur Verfügung haben, können Sie eine Decke oder Iso-Matte als Unterlage auf den Boden legen. Sollte der Raum kühl sein, decken Sie sich am besten auch noch zu oder ziehen sich warm an. Sie sollten berücksichtigen, dass der Körper in Ruhe weniger Wärme bildet, aber mehr davon abgibt. Sie können sich also anfangs noch sehr warm fühlen und trotzdem nach einer Entspannung zu frieren beginnen – bei unveränderter Raumtemperatur –, falls Sie sich nicht zudecken.

Wodurch kommt eine Wärmeempfindung zustande?

Unter Anspannung ist die Blutmenge im Körper anders verteilt als in entspanntem Zustand. Bei zunehmender Spannung wird diejenige Muskulatur stark durchblutet, die zur Bewegung benötigt wird. Weniger Blut ist dann in der Haut und in den inneren Organen zu finden. In entspanntem Zustand ist es dagegen umgekehrt: Weniger Blut fließt in der »Arbeitsmuskulatur«, mehr davon in der Haut und in den inneren Organen.

Blut ist der wichtigste Wärmetransporteur im Körper. Deshalb empfinden wir dort mehr Wärme, wo sich mehr Blut befindet. In der Entspannung werden die Arterien in der Haut weiter, und das warme Blut strömt vermehrt hinein. Zu Beginn ist die Wärme eher in den Fingern zu spüren. Die Füße werden dagegen anfangs oft noch als kalt empfunden. Dieser Unterschied in der Veränderung der Durchblutung kann auch durch Temperaturmessungen belegt werden (Diehl). Tatsächlich wurde in vielen Untersuchungen eine objektive Zunahme der Hauttemperatur um bis zu 7,5 Grad Celsius gemessen (Hoffmann).

In der Formel wird von Armen und Beinen gesprochen, weil der Temperaturunterschied in der sogenannten Peripherie (= Arme und Beine mit Händen und Füßen) besonders groß ist.

Wenn nun also der Körper zur Ruhe kommt, wird die Haut besser durchblutet. Dadurch nimmt die Haut auch etwas an Umfang zu. Das kennen Sie von alltäglichen Situationen, in denen Ihnen besonders warm war. Es entsteht dann der Eindruck, Fingerringe und Armbanduhren würden zu eng. Tatsächlich leitet der Körper vermehrt Wärme nach außen, wodurch das Volumen der Haut zunimmt. Häufig kribbelt oder prickelt es dann in den Gliedern. Auch diesen Eindruck kennen Sie: Wenn Sie ohne Handschuhe bei niedriger Außentemperatur unterwegs waren, konnten Sie sicherlich hin und wieder beobachten, dass die Finger zunehmend blasser wurden. Das war eine Folge der geringeren Durchblutung der Haut. Sobald es Ihnen insgesamt wärmer wurde, wurde die Durchblutung der Peripherie wieder erhöht. Sichtbare Folgen waren eine zunehmend rosigere Haut und eine Volumenzunahme. Spürbar war häufig ein Kribbeln und eine zunehmende Erwärmung.

Es ist durchaus möglich, dass Sie diese Begleiterscheinungen noch nie bewusst wahrgenommen haben. Zu Beginn des Kurses fällt es manchen Teilnehmern schwer, die Wärme in ihrem Körper als solche zu spüren. Vielleicht haben Sie auch einfach vergessen, wie sich das anfühlt. Sie werden feststellen, dass Sie es im Verlauf des Trainings dennoch recht schnell spüren können.

In diesen Zusammenhang gehört ein Mechanismus, der der gleichen Regelung unterliegt und ein Verständnis der Vorgänge fördert: die Kühlung des Körpers. Von Kursteilnehmern wird – vor allem bei höheren Raumtemperaturen – immer mal wieder eingewendet, dass sie lieber eine Formel zur Kühlung des Körpers hätten, es sei ihnen ohnehin zu warm. Würden sie nun auch noch an Wärme denken, sei es vielleicht gar nicht mehr auszuhalten.

Ist die Raumtemperatur hoch oder haben Sie sich körperlich angestrengt, so beginnt der Körper sich zu kühlen. Dazu führt er Wärme an die Hautoberfläche, indem er die Durchblutung der kleinen Blutgefäße in der Haut steigert. An der Körperoberfläche wird die Temperatur des Blutes auch durch die Verdunstung von Feuchtigkeit gesenkt, und das nun kühlere Blut fließt wieder zurück in das Körperinnere. Wenn der Körper sich gleichzeitig in Ruhe befindet, produziert er verhältnismäßig wenig Wärme, die Kühlung funktioniert also recht effektiv. Daraus folgt, dass Sie sich umso besser kühlen können, je ruhiger Sie sind und je mehr Blut (= Wärme) in die Haut geleitet wird. Demzufolge wird es Ihnen bei Anwendung dieser Formel an der Haut wärmer, der Körper insgesamt wird aber nach einiger Zeit der Ruhe kühler (Hoffmann). Als Vergleich können Sie sich eine Zentralheizung vorstellen, die heruntergeregelt wird, weil die Raumtemperatur zu hoch ist. Der Brenner im Keller produziert daraufhin weniger Wärme. Werden nun mehr Heizkörper geöffnet, wird die vorhandene Wärme über eine größere Fläche abgegeben. Der Raumthermostat meldet an die Heizung die Abkühlung, woraufhin die Heizleistung erhöht wird. Äquivalent dazu beginnt der Körper zu frieren und muss sich durch eine Decke schützen oder Wärme bilden.

Ein Beispiel der eben beschriebenen Regelungen kennen Sie aus Ihren nächtlichen Ruhephasen. Wenn Sie abends zu Bett gehen, fühlen Sie sich vielleicht sehr warm und bedecken sich dementsprechend wenig. Auch bei gleichbleibender Zimmertemperatur werden Sie nach einiger Zeit zu frieren beginnen, weil in Ruhe mehr Wärme abgegeben als gebildet wird. Instinktiv haben wir deshalb den Drang, uns vor einem längeren Ausruhen zuzudecken, um den Körper vor Auskühlung zu schützen.

Erleichternde Vorstellungen

Wie bereits beschrieben, ist die Bedeutung der Vorstellung für die Veränderung vegetativ gesteuerter Körperfunktionen von sehr großer Bedeutung. Gedächtnisinhalte, die Wärmeempfindungen repräsentieren, sind zum Beispiel:

Das Gefühl der Sonne, die die Haut von außen wärmt. Erinnern Sie sich daran, wie Sie in der angenehm warmen Sonne gelegen oder gesessen sind. Die Wärme strahlt durch die Haut in den Körper und führt mehr und mehr zu einer wohligen, tiefen Entspannung. Wenn Sie nicht ohnehin in Ihrem Bett üben, so erinnern Sie sich an das Gefühl der Bettdecke auf Ihrem

Körper und der wärmenden Tasche, die sie zusammen mit der Matratze bildet. Ein fast überwältigendes Wärmeempfinden verspüren manche Menschen, wenn sie in das warme Wasser einer Badewanne steigen. Es fällt den Augenlidern dann besonders leicht, schwer nach unten zu sinken. Auch ein Aufenthalt in der Sauna vermittelt beeindruckend die Wärme.

Wohl jeder hat die wohltuende Wirkung eines warmen Fußbades schon einmal genossen. Die Füße tauchen in das Wasser hinein, und die Wärme geht in die Haut und tief in den Fuß hinein. Die Haut rötet sich. Die Adern schwellen mehr und mehr sichtbar und spürbar an. Nach einiger Zeit beginnen die Fußsohlen zu kribbeln. Die Füße werden dicker. Die Wärme steigt bald nach oben, zunächst in die Unterschenkel und in die Knie, bis sie irgendwann im Oberkörper ankommt. Schließlich ist die wohlige Wärme am ganzen Körper zu spüren.

Anwendung der Formeln

Für den ersten Satz erinnern Sie sich an das bekannte Gefühl der Wärme, wie oben beschrieben. Sie sollen weder versuchen, Wärme zu produzieren, noch sollten Sie auf ein Gefühl großer oder zunehmender Wärme warten. Anfangs wäre es auch wenig erfolgreich, würden Sie versuchen, bestimmte Körperteile zu erwärmen, indem Sie sich ganz besonders auf diese Teile konzentrieren. In der entspannten Haltung, in der Sie sich befinden, achten Sie auf die Wärme, die Sie in Ihrem Körper vorfinden. Gleichgültig wo Sie Wärme finden und wie intensiv Sie sie spüren. Dabei werden Sie feststellen, dass Wärme an den verschiedenen Körperstellen unterschiedlich intensiv gespürt wird. Dieser Unterschied ist ganz normal. Er hat auch etwas mit der Bewusstheit zu tun, mit der diese Stellen von Ihnen wahrgenommen werden. Die Arme und Hände, an denen recht häufig bewusst Temperatur gespürt wird, werden meist schneller als warm empfunden.

Den zweiten Satz verwende ich, weil mir diese Kombination von Ausatmen (= Loslassen der Entspannung) und strömender Wärme sehr stimmig scheint. Viele Teilnehmer haben diesen

Eindruck im Laufe der Jahre auch bestätigt. Sie können sich dabei die Arterien als ein Schlauchsystem vorstellen, das sich beim Ausatmen entspannt. Dadurch weiten sich die Wände der »Schläuche«, was zur Folge hat, dass mehr Wärme hindurchströmt, die sich dann über die ganze Haut ausbreitet.

4.3 Der Atem

Standardformel: ***Es atmet mich.***
oder: *Ich überlasse mich meinem Atem.*

Voraussetzungen für die Übung

Eine entspannte Körperhaltung, in der die Atmung frei fließen kann, ist wichtig. Wenn der Körper im Sitzen nach vorne gesunken ist, kann das Einatmen erschwert sein.

Viele Menschen sind bestrebt, die »Richtigkeit« ihrer Atemzüge einzuhalten. Es wird dazu eine bewusste Kontrolle dieser Körperfunktion angestrebt. Allerdings kann eine bewusste Steuerung der Atmung nicht zum gewünschten Ziel führen. Unser Bewusstsein besitzt nämlich nicht die zur Ermittlung des Sauerstoffbedarfs des Körpers notwendigen Informationen. Unbewusst dagegen werden all die Daten, die für eine gesunde Atmung als Vorinformationen nötig sind, an das Gehirn gemeldet. Von hier aus werden die Atemzüge unbewusst ständig an den Bedarf angepasst.

Es wird unterschieden zwischen der bewussten Kontrolle, die vermieden werden soll, und einer passiven Bewusstheit der Atmung, die angestrebt wird. Ziel dieser Formel ist die bewusste *Beobachtung* der Atmung, verbunden mit entspannenden Vorstellungen zum Atmen. Eine bildhafte Vorstellung von Krishnamurti (Jayakar) kann helfen:

> »Man sollte unbeschwert wie ein Gast in seinem Haus oder seinem Körper leben.
>
> Wenn man Gast ist, ist man mit nichts verhaftet, man geht leichtfüßig über die Erde.«

Hin und wieder erlebt man, dass manches gerade dann besonders gut funktioniert, wenn man sich endlich entschlossen hat, keinen Einfluss mehr darauf zu nehmen.

Wodurch beruhigt sich die Atmung?

Durch die Entspannung, die sich im Laufe der Übung im Körper ausbreitet, wird auch der Sauerstoffbedarf gesenkt. Deshalb können die zuständigen Gehirnbereiche Atemfrequenz und -tiefe reduzieren. Das kann so weit gehen, dass die Atmung schließlich kaum noch wahrgenommen wird. Sie wird jedoch nicht weniger intensiv als jede Nacht im Schlaf. Die Körperfunktionen werden mit der gleichen Zuverlässigkeit gesteuert wie im nächtlichen Schlaf auch. Diejenigen Teilnehmer, denen es gelingt, die bewusste Kontrolle über die Atemfunktionen aufzugeben, berichten über eine besonders tiefe Ruhe bei Anwendung dieser Formel.

Wie kaum eine andere vegetativ gesteuerte Körperfunktion ist die Atmung durch bewusste Eingriffe zu verändern. Um es anhand anderer Organe beispielhaft zu verdeutlichen: Weder der Darm noch der Magen oder die Galle kümmern sich wesentlich darum, wenn wir ihre Funktion bewusst verändern wollen. Aber es ist ohne weiteres möglich, die Luft für einige Zeit anzuhalten oder – auch ohne besondere Gründe – sehr schnell, langsam oder unregelmäßig zu atmen.

Der Spannungszustand des Körpers zeigt sich auch in der Art unserer Atmung. Gelingt es uns, unseren Körper zu entspannen, wird sich auch die Atmung beruhigen. Ähnlich verhält es sich umgekehrt: Beruhigt sich die Atmung, wirkt sich das entspannend auf den ganzen Körper aus.

Ein weiterer Einflussfaktor, der sich sowohl auf die muskuläre Spannung als auch auf die Atemtätigkeit auswirkt, ist das Gefühl. Wenn Sie von Ängsten geplagt werden oder sich über etwas ärgern – was Ihnen nicht bewusst sein muss –, dann wird Ihr Körper bemüht sein, Ihnen die Energie zur Verfügung zu stellen, die sie zur Bekämpfung der Situation brauchen, die Ihre Sorgen ausgelöst hat. Im Rahmen dieser Bereitstellung verändert sich auch Ihre Atmung, und Ihre Muskeln spannen sich an. Oft beeinflussen uns Sorgen über lange Zeiten hinweg. Sie sind dann nicht immer bewusst, sondern »man hat sie im Hinterkopf«. Sie beeinflussen aber unser Verhalten sowie unsere körperliche Spannung und unsere Art zu atmen. Gelingt es in solchen Situationen, unsere Atmung ohne bewusste Steuerung fließen zu lassen, lässt die Spannung im Körper nach, und auch unsere Sorgen verlieren an Gewicht. Gerade zu Beginn eines Kurses fällt es allerdings nicht immer leicht, die Kontrolle über die Atmung loszulassen. Es ist aber auch keine Voraussetzung, um das AT zu erlernen, sondern ein gewünschtes Ergebnis.

Hin und wieder erleichtert die absichtlich bewusst gesteuerte Atemtätigkeit im Sinne von Atemübungen die Aufgabe eben dieser Kontrolle. Wenn Sie unter zu großer Spannung stehen, kann der Versuch, die Steuerung der Atmung Ihrem Körper zu überlassen, zu einem Erlebnis der Unruhe führen. In diesen eher seltenen Fällen kann es hilfreich sein, zunächst bewusst ruhig zu atmen, um sich dann nach einigen Minuten wieder der Eigensteuerung zu überlassen. Eine Möglichkeit, durch die Kontrolle des Atemverhaltens eine Beruhigung zu erreichen, ist die bewusste Einhaltung eines bestimmten Verhältnisses zwischen Länge des Ein- und Ausatmens.

Sie können beim Einatmen bis drei, beim Ausatmen im gleichen Tempo bis vier oder fünf zählen, vor dem nächsten Atemzug liegt eine kleine Pause. In Zahlen gefasst beträgt das Verhältnis Einatemzeit zu Ausatemzeit zu Pause vor dem nächsten Atemzug ungefähr 3:5:1. Wie viel Zeit jemand benötigt, um ein- und wieder auszuatmen, ist individuell verschieden. Wichtig ist an dieser Stelle in erster Linie das *Verhältnis* zwischen den einzelnen Atemphasen.

Der beste Weg, eine unruhige Atmung wieder ruhig werden zu lassen, ist, dem Organismus Tiefe und Häufigkeit der Atemzüge selbst zu überlassen, zum Beispiel durch die Anwendung von Autogenem Training.

Eine immer wieder auftauchende Frage ist die nach der Bauch- bzw. Brustatmung. Tatsächlich verhält es sich so, dass wir im Ruhezustand in erster Linie »durch« den Bauch atmen. Natürlich strömt die Luft nie durch oder in den Bauch, sondern immer in die Lunge. Gemeint ist damit vielmehr, dass das Zwerchfell sich beim Einatmen anspannt und auf diese Weise das Volumen der Lunge nach unten erweitert wird. Dadurch können wir sehen, wie der Bauch sich beim Einatmen nach außen wölbt. Entspannt sich nun das Zwerchfell, bewegt es sich nach oben, sodass der Bauch sich nach innen bewegt und die Luft aus den Lungen ausströmt.

Die Phase der Einatmung ist aktiv, d. h. es werden Muskeln angespannt, die das Volumen der Lunge erhöhen und dadurch einen Unterdruck in ihr entstehen lassen. Dieser Unterdruck hat zur Folge, dass Außenluft einströmt. Die Phase des Ausatmens ist dagegen gekennzeichnet von Entspannung: Zwerchfell und Atemmuskeln werden entspannt, dadurch wird die Luft nach außen gedrückt.

Die Passiv-Phase des Ausatmens kann als Träger oder Vehikel benutzt werden. Oft ganz unbewusst geschieht das, wenn wir seufzen. Diese Art, Luft aus uns herausströmen zu lassen, führt – wenigstens für einen Moment – zu einer spürbaren Lösung der Spannungen, sowohl im körperlichen als auch im psychischen Bereich. Seufzer könnten als Notventil bezeichnet werden. Sie kommen besonders häufig in Phasen länger dauernder Anspannung vor.

Erleichternde Vorstellungen

Eine durch ruhige und gleichmäßige Atmung wird manchmal als ein Gefühl des Geschaukeltwerdens geschildert. Es kann sich anfühlen wie das Schaukeln auf leichten Meereswellen. Das Bild eines Kindes, das an die wärmende Brust der Mutter oder des Vaters gelehnt ruht und dabei sehr intensiv die ruhige Atmung der Eltern spürt, kann hilfreich sein.

Vielleicht mögen Sie das Gefühl, an einem warmen Tag in einem Boot auf einer Decke zu liegen, ohne jede Verpflichtung einfach den Augenblick genießend. Sie fühlen Wärme und spüren das ruhige und gleichmäßige Schaukeln ganz regelmäßiger und sanfter Wellen. Das Gewicht Ihres Körpers drückt Sie in die weiche Decke unter Ihnen. Die Luft ist lau und vom Duft der Natur erfüllt, es sind kaum Geräusche zu hören, manchmal das leise Plätschern der Wellen an der Außenwand des Bootes. Das sanfte, regelmäßige Schaukeln lässt Sie die Ruhe genießen.

Wenn Sie Wasser oder Boote nicht mögen, können Sie sich genausogut vorstellen, in einem schönen Garten in einer Hängematte zu liegen. Ein leichter Wind bewegt kaum merklich die Hängematte, sodass sie in stetiges, leichtes Schaukeln gerät. Ihr eigenes Gewicht lässt die Hängematte gleichmäßig weiterschwingen, immer wieder unterstützt auch vom warmen Wind. Der gleiche warme Wind bewegt die Blätter der Pflanzen in ihrer Umgebung und ist als leises Rauschen zu hören. Er trägt den vielfältigen, angenehmen Duft der Natur zu Ihnen.

Eine ruhige Bewegung können Sie auch auf einem Schaukelstuhl im warmen Zimmer empfinden, vielleicht neben einem Kachelofen. Dabei können Sie hören, wie bei jeder leichten Schaukelbewegung der Boden unter den Kufen des Stuhles leise knarrt. Ihr Körpergewicht wird von diesen Kufen getragen und auf den Boden übertragen. Ihre Haut genießt die wohlige Wärme des Ofens.

Vielleicht fallen Ihnen noch andere, Ihnen das gleichmäßige und passive Gefühl des Atmens vermittelnde Vorstellungen ein.

Anwendung der Formeln

Die Beobachtung der stetigen Atembewegung wirkt entspannend. Ziel ist es, sich vertrauensvoll der eigenen Körperrhythmik zu überlassen und die bewusste Kontrolle aufzugeben.

Bei der Formel »Es atmet mich«, kann mit »Es« ganz konkret das Atemzentrum des Gehirns gemeint sein, das die notwendigen Steuerungsfunktionen tatsächlich innehat. »Es geht«, »es läuft«, »es ist in Ordnung, so wie es ist« hat eine ähnliche Bedeutung. »Es« wird in dem Sinne verwendet, dass man sich um etwas nicht kümmern braucht, weil es in einem bestimmten Rahmen von selbst seinen Gang nimmt. In einer übergeordneten Bedeutung kann »Es« aber auch verstanden werden als das Prinzip, das unser Leben schlechthin erschafft und erhält (Gott, Kosmos oder ähnliches).

Versuchen Sie, so wie ein außenstehender Beobachter, jegliche bewusste Kontrolle der Atmung loszulassen. Sie können sich bildhaft vorstellen, wie Sie die Hände öffnen und Ihren Atem der Fürsorge Ihres Körpers überlassen.

4.4 Das ruhige und warme Herz

Standardformel:	***Mein Herz schlägt ruhig und warm.***
oder:	*Mein Herz ist angenehm warm durchströmt.*
oder:	*Mein Herz schlägt ruhig und kräftig.*
oder:	*Es durchpulst mich.*
oder:	*Mein Puls ist ruhig und gleichmäßig.*

Voraussetzungen für die Übung

Das Herz drückt das Blut in gleichmäßigen Schüben in die Arterien. Der Herzschlag setzt sich somit in der Pulswelle durch alle Arterien fort. Es fällt leicht, diesen Pulsschlag an großen Arterien, die an der Körperoberfläche liegen, zu ertasten (z. B. Halsschlagader oder am Handgelenk). Doch auch ohne die Finger anzulegen, lässt sich dieses Pulsieren spüren. Oft spürt man den Puls dort leichter, wo von außen Druck ausgeübt wird, so zum Beispiel, wenn der Arm auf der Stuhllehne liegt, der Hinterkopf auf einer Decke, oder wenn der Rücken sich an eine Stuhllehne drückt.

Achten Sie vor der Übung einmal darauf, wo Sie Ihren Puls- oder Herzschlag spüren, und beobachten Sie, was Sie dabei fühlen. Wenn Sie lange genug hinfühlen, stellen Sie vielleicht fest, dass die Häufigkeit und die Stärke, mit der das Herz schlägt, sich manchmal verändern. Eventuell erkennen Sie, dass diese Veränderungen mit Gedanken ebenso zusammenhängen können wie mit dem Spannungszustand der Muskulatur und mit der Atemfrequenz oder -tiefe. Sie werden in der Ruhephase Ihr Herz auch dann schneller oder stärker schlagen spüren, wenn Sie zuvor körperlich sehr aktiv waren. Nach einiger

Zeit des ruhigen Liegens oder Sitzens wird sich jedoch Ihr Herzschlag beruhigen.

Neben körperlichen gibt es auch psychische Ursachen für eine verstärkte oder beschleunigte Herztätigkeit. Sorgen, Ärger und Ängste können beunruhigend wirken. Es kann durchaus vorkommen, dass Sie in der Übung schon eine gewisse Tiefe erreicht haben und dann durch Gedanken an ein belastendes Ereignis gestört werden. Beispielsweise denken Sie unvermittelt an ein bevorstehendes schwieriges Gespräch, an einen Gerichtstermin, an einen Streit in der Vergangenheit oder an eine andere unangenehme, Sie belastende Angelegenheit. Ihr Gehirn reagiert in jedem dieser Fälle wie bei einer momentanen Bedrohung. Es leitet diejenigen Mechanismen ein, die dafür sorgen, dass Energie bereitgestellt wird und Sie sich verteidigen können. Dazu gehört eine erhöhte Atemfrequenz ebenso wie eine erhöhte Herzaktivität. Akzeptieren Sie diesen Mechanismus als im Moment für Ihren Körper passend und sinnvoll, so wird nach einer gewissen Zeit wieder Ruhe einkehren. Wehren Sie sich aber dagegen, indem Sie sich ärgern oder mit dem Herzen hadern, so steigern Sie die Herztätigkeit eher noch. Für das Nervensystem ist Ärger nämlich ein weiterer Auslöser zur Erhöhung der sympathischen Aktivität.

Wodurch beruhigt sich die Herztätigkeit?

In der mehr oder weniger tiefen Ruhe, die schon eingetreten ist, sobald Sie bei der Herzformel ankommen, hat sich meistens auch das Herz beruhigt.

Die Umschaltung in den Ruhezustand hat auch eine Entlastung des Herzens zur Folge. Deshalb kann das Herz sich sozusagen ausruhen und langsamer und weniger kräftig schlagen. Die Herztätigkeit sinkt jedoch nicht weiter ab, als sie es im täglichen Schlaf oder in anderen Entspannungssituationen auch tut.

Erleichternde Vorstellungen

Die Vorstellung eines Taktgebers für ein Klavier, der auf eine langsame Frequenz eingestellt ist, kann sehr beruhigend wirken. Oder auch hier das Bild eines Kindes, das sich an der Brust der Eltern ausruht, dort Schutz und Geborgenheit findet und vom ruhigen, gleichmäßigen Herzschlag der warmen Brust, an die es sich in tiefem Vertrauen lehnt, begleitet wird.

Sie können sich auch daran erinnern, wie angenehm das Gefühl ist, wenn die Sonne auf Ihre Brust scheint. Sie können sich vorstellen, wie die Strahlen bis tief in Ihre Brust hinein auch Ihr Herz wärmen.

Ein Teilnehmer erzählte, er habe sich vorgestellt, sein Herz sei von zwei wärmenden Händen schützend umgeben. Dieses Bild bewirkte ein warmes Gefühl der Geborgenheit in seiner Herzgegend.

Anwendung der Formeln

Für einige Teilnehmer ist es anfangs ungewohnt, ihr Herz zu beobachten. Deshalb dauert es hin und wieder ein paar Tage, bis es überhaupt wahrgenommen wird. Grundsätzlich ist das Schlagen des Herzens in der Brust und die daraus resultierende Pulswelle an jeder Körperstelle spürbar.

Versuchen Sie nicht, die Tätigkeit Ihres Herzens bewusst zu beeinflussen. Wir haben keinen direkten Zugriff auf diese vegetative Funktion. Stellen Sie sich vielmehr vor, wie es sich anfühlt, wenn das Herz ruhig und gleichmäßig schlägt.

Warm durchströmt ist das Herz immer, auch wenn es nicht regelmäßig schlägt. Es ist denkbar, dass die Vorstellung der Wärme im Herzen die Durchblutung dieses Organs fördert. Die Alltagssprache fasst einen derartigen Zusammenhang in Worte: »Mir wird ganz warm ums Herz.« Diese Empfindung wird mit Freude, Liebe und Zuwendung in Verbindung gebracht, die immer auch eine Entspannung zur Folge haben. In mehreren Studien wurde »gezeigt, dass soziale Isolation mit einem erhöhten Risiko für eine Koronarerkrankung einhergeht.« (Langosch u. Hahn). Es kann vermutet werden, dass diejenigen, die in einer positiven sozialen Umgebung leben, die es ihnen erlaubt, zu vertrauen und sich ohne Misstrauen zu entspannen, häufiger das Gefühl der »Wärme ums Herz« haben. Wahrscheinlich begünstigt also die Vorstellung der Wärme in der Entspannung die Durchblutung des Herzens.

4.5 Der gelöste Bauch

Standardformel: ***Mein Bauch ist warm, weich und locker.***
oder: *Mein Bauch ist strömend warm.*
oder: *Mein Bauch ist angenehm weich und weit.*

Voraussetzungen für die Übung

Um zu Beginn eines Kurses schon Wärme im Bauch spüren zu können, tragen Sie warme Kleidung und sorgen für eine entsprechend hohe Raumtemperatur. Der meist kleinere Teil der Gruppe spürt seinen Bauch und die Wärme darin von Anfang an. Für die anderen ist diese Wahrnehmung ungewöhnlich. Manchen fällt es leichter, sich den Bauch weich und weit vorzustellen. Nach einigen Übungen sensibilisiert sich das Gefühl jedoch auch für das Wärmeempfinden. Hilfreich ist es, wenn Sie die Hand auf den Bauch legen und so zum einen den Bauch spüren, zum anderen die vorhandene Wärme durch die Hand verstärken.

Wie kommt Wärme in den Bauch?

Teil der »Umschaltung in die Entspannung« ist eine bessere Durchblutung der inneren Organe. Ganz allgemein nutzt der Körper die Ruhephase, um sich zu regenerieren. Dazu wird Energie in den beteiligten Organen benötigt, die durch den Blutstrom angeliefert wird. Sozusagen ein Nebeneffekt ist die erhöhte Erwärmung, als Begleiterscheinung der vermehrten Durchblutung.

Auch bei dieser Übung gilt die wichtige Erkenntnis, dass zu Beginn keine Zunahme der Wärme erwartet, sondern der Ist-Zustand beobachtet werden soll. Zwar nimmt die Erwärmung in Ruhe tatsächlich zu, jedoch ist eine solche Veränderung der Temperatur anfangs schwer oder gar nicht spürbar.

Es ist für uns im Alltag nicht üblich, auf die Temperaturen im Bauch zu achten. Daher fällt es manchen Teilnehmern schwer, für diese Formel eine Entsprechung im Körper zu spüren. Wenn im Alltag auf den Bauch geachtet wird, dann meist in Bezug auf seinen Umfang oder aber in Verbindung mit Schmerzen oder Hungergefühlen.

Es bedarf aber lediglich einer Zeit der Übung, in der die Wahrnehmung für den Leib und die Vorgänge darin sensibilisiert wird. Dabei geht es nicht um das Erspüren von durch das AT verursachten Hitzesensationen. Zum einen ist der Effekt anfangs nicht sonderlich deutlich. Zu Beginn eines Kurses verändert sich die Durchblutung meist nicht so großartig, dass ein deutlicher Unterschied spürbar werden würde. Zum anderen sind Menschen, die zuvor keinerlei Sensibilisierungsübungen (wie beispielsweise irgendein Entspannungsverfahren) regelmäßig durchgeführt haben, meist nicht in der Lage, die ohnehin vorhandene Wärme zu spüren.

Erleichternde Vorstellungen

Jeder hat schon oft einen warmen Tee getrunken und kennt das Gefühl, wie die Wärme vom Mund durch den Hals in den Bauch strömt. Ähnliches gilt für andere warme Getränke oder auch Suppen. Man kann sich an das Gefühl tiefer Ruhe nach einer warmen Mahlzeit erinnern.

Eine andere Vorstellung ist die einer Wärmflasche auf dem Bauch. Für diejenigen, denen eine solche Flasche zu schwer ist, kann das Bild einer (Heiz-)Decke, die die Wärme in den Bauch strahlt, angenehm wirken. Mancher kennt auch die Wirkung einer Rotlichtlampe, deren Wärme sich wohlig über den Bauch ausbreitet.

Und schließlich ist jeder oft in der Sonne gesessen oder gelegen. Die Sonne erwärmt die Kleidung auf dem Bauch oder auch die Haut direkt, und diese Wärme strahlt tief in den Bauch hinein. Der Sprachgebrauch formuliert die allgemeine Entspannung, die mit der Wärme im Bauch verbunden ist, gerne in Worten wie »sich die Sonne auf den Bauch scheinen lassen«, in denen die Metapher für Ruhe, Nichtstun, Sich-treiben-lassen enthalten ist.

Schultz verwendete ursprünglich den Begriff des »Sonnengeflechts«. Tatsächlich gemeint ist damit ein Nervengeflecht im Bauchraum, etwa hinter dem Magen. Mir fiel es immer etwas schwer, mir vorzustellen, wie ein Nervengeflecht sich erwärmt. Dagegen ist das Wort Bauch sehr konkret, und ich kenne die Erfahrung der Wärme im Bauchraum. Andererseits ist die Vorstellung einer Sonne, die den Bauch von innen wärmt oder auf ihn scheinend ihre Wärme tief in ihn hineinstrahlt, ein gut geeignetes Bild für Wärme.

Für die Anwendung gegen Schmerzen oder andere unangenehme Gefühle im Bauch ist es sehr hilfreich, bei der »Bauchformel« nicht nur an Wärme, sondern auch an sich lösende Spannungen zu denken. So können Sie sich vorstellen, ein zu eng um den Bauch geschnallter Gürtel wird von Ihnen geöffnet. Stellen Sie sich möglichst bildlich vor, wie dadurch der Bauch an Raum gewinnt und sich ungehindert ausdehnen kann. Können Sie sich das Gefühl vorstellen, Ihren Bauch weich hängen zu lassen? Nicht das Bild, sondern das Gefühl. Tatsächlich hängt Ihr Bauch nicht mehr als vorher. Aber dieser Wunsch, ihn loszulassen, entspannt ihn deutlich.

Ein verspannter Bauch ist hart. Malen Sie sich aus, wie er sich anfühlt, wenn er weich ist. Erinnern Sie sich daran, wie es sich anfühlt, wenn Sie Ihre Hand auf einen warmen, weichen Bauch legen. Vielleicht spüren Sie dann auch, wie Ihr Bauch sich freut über die Nähe und Wärme der Hand.

Anwendung der Formeln

Stellen Sie sich Wärme im Bauch vor sowie weiche und lockere Bauchmuskeln. Lassen Sie es gut sein, wenn Sie zunächst nur eine unklare oder gar keine Empfindung haben. Damit geht es Ihnen nicht anders als der Mehrheit der Anfänger. Legen Sie vielleicht Ihre Hand auf den Bauch und genießen Sie die Wärme, die zwischen Hand und Leib entsteht.

4.6 Die Stirn

Standardformel: ***Meine Stirn ist angenehm frisch und kühl.***
und: *Mein Gesicht ist angenehm locker.*

Voraussetzungen für die Übung

Es fällt den meisten Teilnehmern anfangs schwer, Kühle an der Stirn zu spüren. Diese Form der Beachtung unseres Kopfes ist nicht gebräuchlich, weshalb die Sensibilität dafür denn auch in der Regel gering ist. Im Alltag wird schon häufiger auf eine Feuchtigkeit (wenn der Körper schwitzt) oder auch Wärme (Fieber) der Stirn geachtet. Dagegen fällt es eher leicht, das Gesicht locker zu lassen.

Wie entsteht Kühle an der Stirn?

In der Entspannung kann sich die Durchblutung des Gehirns etwas verringern. Dadurch wird dort auch die Temperatur reduziert. Der allgemeine Sprachgebrauch kennt den Zusammenhang zwischen Ruhe und Kühlempfinden im Kopf. Ein »Hitzkopf« wird jemand genannt, der übereilt handelt, sich keine ruhige Überlegung gestattet, während genau das erreicht wird, indem wir »einen kühlen Kopf bewahren«. Jemand der gut sachlich abwägen kann, wird gerne als »kühler Rechner« bezeichnet.

Während an der Stirn eine Kühle spürbar werden kann, wird das Gesicht, werden die Kiefer, der Bereich der Nebenhöhlen, die Ohren und der Nacken in der Entspannung besser durchblutet und dadurch wärmer.

Erleichternde Vorstellungen

Ein frischer und kühler Windhauch, der über die Stirn streift, ist etwas, das jeder schon erfahren hat. Daher ist die Erinnerung an dieses Gefühl hilfreich. Auch eine beruhigende, kühle Hand ist leicht vorstellbar. Tatsächlich wird die Kühle an der Stirn während der Übung oft als Windhauch empfunden, der über die Haut streicht, auch bei geschlossenen Fenstern und Türen.

Eine sehr bildhafte Vorstellung ist die Erinnerung an ein Sonnenbad, bei dem die Stirn durch den Schatten einer Palme, eines Olivenbaumes, eines Sonnenschirmes, durch ein Tuch oder einen leichten Hut gekühlt wird.

Zur Lösung der Spannungen im Gesicht kann man sich die Muskeln des Gesichts gelöst vorstellen. Sie können Ihre Ohren hängen lassen und Ihre Wangen. Der Unterkiefer sinkt bei nachlassender Spannung ohnehin nach unten. Die Lippen lockerlassen und die Zunge sinken lassen. Niemand mag sich vorstellen, dass sein Gesicht nach unten hängt. Aber das passiert ja auch nicht wirklich. Vielmehr wirkt ein solches Gesicht, dessen Muskeln entspannt sind, eher gelöst und offen.

Anwendung der Formeln

Nach der Wärme des Bauches wenden Sie sich der Empfindung einer gelösten, kühlen Stirn zu, auch wenn Sie noch keine Wärme im Bauch spüren.

Als erschwerend wird manchmal die Umstellung von der Wärme in Armen und Beinen und im Bauch auf die Kühle an der Stirn genannt.

Diese Schwierigkeiten wurden nie als bleibend geschildert. Nach wenigen Übungen war wieder alles »in Ordnung«. Das ist deshalb nicht anders zu erwarten, weil nur etwas wahrgenommen werden soll, das ohnehin vorhanden ist.

4.7 Verkürzung der Formeln auf ihre Essenz

Nach einigen Wochen der Übung werden die erwünschten Veränderungen hin zur Ruhe sozusagen »automatisch« passieren, sobald Sie die Formeln anwenden. Eine bewusste Hinwendung zu den einzelnen Empfindungen wird immer schneller und leichter vollzogen.

Nun können Sie die Formeln auf das Eigentliche reduzieren, wenn Sie das möchten. Diese Essenz der Sätze kann sich in wenigen Worten abbilden oder auf Worte vollständig verzichten und reine Bilder oder Körperempfindungen nutzen. Das kann den Weg in die Entspannung beschleunigen und eine Vertiefung fördern.

Welche Begriffe oder Vorstellungen Sie dazu verwenden, ist nicht entscheidend. So kann die erste Formel in dem Wort »*Schwere*« repräsentiert werden. Genauso gut können Sie sich auch einen Elefantenfuß vorstellen, der sich auf den Boden senkt und ein enormes Gewicht auf den Boden bringt. Oder Sie stellen sich den Druck vor, den jeder Zentimeter Ihrer Haut auf Ihre warme Unterlage bringt. Bei der zweiten Formel können Sie einfach nur »*Wärme*« denken oder sich gedanklich eine Sonne in Ihre Körpermitte hängen, die dort gerade aufgeht und ihre wohlige Wärme zunehmend in den ganzen Körper strahlt. Ein warmer Wüstenwind kann über Ihre Haut streichen und sie erwärmen. Vielleicht kennen Sie die wohlige Wärme, die in einer Sauna empfunden wird. Sicher fallen Ihnen noch andere Bilder ein, die für Sie stimmig sind.

Bei der Atmung denken Sie »*Es atmet*« oder »*Atem ruhig*« oder »*Atem gleichmäßig*«. Als Bild könnte ein Blasebalg dienen, der gleichmäßig und sehr zuverlässig arbeitet und mit dessen Hilfe der Sauerstoffbedarf schnell an veränderte Bedingungen angepasst werden kann.

Für das Herz kann reduziert werden auf »*Herz ruhig und warm*«. In die Regelmäßigkeit des Herzens, die sich auch einmal verändert, können Sie eine Melodie eines ruhigen Musikstücks hineindenken.

»*Bauch warm, weich und locker*« kann die Formel lauten, wenn es um die fünfte Übung geht. Auch hier bietet sich wieder das Bild einer aufgehenden Sonne an, oder das Gefühl, wenn die Muskulatur sich lockern kann und der Bauch sich hängend ausruhen darf.

Die letzte Formel kann auf »*Stirn frisch und kühl*« und »*Gesicht locker*« verkürzt werden. Ein leichter Windhauch, der sanft über die Stirn streicht, ein enges Band, das sich lockert und dem Kopf dadurch Raum gibt, oder ein Ventil, über das Sie einen zu hohen Druck ablassen können, sind hilfreiche Bilder.

4.8 Übersicht über die Formeln

Nach der eigentlich letzten Formel (Stirn) hat es sich für mich bewährt, noch einmal bewusst an die Schwere und Wärme zu erinnern, weil diese Wahrnehmungen sich während der Übung vertiefen und deshalb am Schluss deutlicher gespürt werden können. Eine solche nochmalige Konzentration darauf bewirkt meist auch eine Vertiefung der Ruhe. Sie bringt daneben aber auch eine wichtige Erkenntnis: Es ist nicht notwendig, die einzelnen Vorstellungen oder Empfindungen ständig im Bewusstsein zu behalten. Gerade Schwere- und Wärmeempfindung vertiefen sich während der ganzen Übung, nicht nur in der Zeit, in der Sie daran denken. Der Grund liegt auch in der fortschreitenden Entspannung der Muskulatur, die ein deutlicheres Gefühl der Schwere nach sich zieht. Ohne dass Sie daran denken, erhöht sich während der Ruhe auch die Durchblutung, wodurch die Durchwärmung der Haut verstärkt wird.

Sie brauchen also nicht auf jeden Fall bei den jeweiligen Formeln verharren, bis Sie auch tatsächlich die einzelnen Phänomene spüren.

Konkret bedeutet es: Denken Sie zunächst an die Schwere, gehen Sie nach einiger Zeit weiter zur Wärme, auch wenn Sie keine Schwere spüren, und fahren so fort. Spätestens wenn Sie dann gegen Ende der Übung wiederum auf die Schwere und Wärme des Körpers achten, werden Sie meist diese erwünschte Empfindung haben.

Übersicht über die Formeln und Vorschläge zur Verkürzung:

Meine Arme und Beine sind angenehm schwer.

- oder:

Mein Körper ist angenehm schwer. (Schwere)

Meine Arme und Beine sind angenehm warm.

- oder: (Wärme)

Mit jedem Ausatmen strömt Wärme in Arme und Beine.

Es atmet mich.

- oder: (Es atmet/ Atem ruhig)

Ich überlasse mich meinem Atem. (Atem gleichmäßig)

Mein Herz schlägt ruhig und warm.

- oder: (Herz ruhig/ Herz warm)

Mein Herz ist angenehm warm durchströmt. (Herz gleichmäßig)

Mein Bauch ist warm, weich und locker.

- oder: (Bauch warm, weich und weit)

Mein Bauch ist strömend warm.

- *Meine Stirn ist angenehm frisch und kühl.*
- *Mein Gesicht ist locker.* (Stirn kühl/ Gesicht locker)
- *Meine Arme und Beine sind angenehm schwer und warm.*
- *Ich bin ruhig und gelöst.*
- ***Rücknahme der Entspannung*** (Tief ein- und ausatmen, kräftig anspannen und die Augen öffnen)

Die kurzen Begriffe, die Sie anstelle der ganzen Sätze verwenden können, finden Sie (beispielhaft) in Klammern hinter den Formeln.

4.9 Die weitere Anwendung

Nachdem das Autogene Training in seinen Grundlagen verstanden und erlernt wurde, entstehen nach einer ausreichenden Zeit möglichst regelmäßiger Übungen sehr zuverlässige und feste Verbindungen zwischen den Inhalten der Formeln einerseits und der hervorgerufenen Entspannung andererseits.

Nach dieser Einübungsphase kann eine Anwendungsphase folgen, in der das Erlernte gezielt eingesetzt wird, um körperliche und psychische Schwierigkeiten zu verringern, die Gesundheit zu verbessern und die psychische und körperliche Leistungsfähigkeit zu verbessern. Dazu wird das erlernte Verfahren als Zugang zu eigenen Ressourcen genutzt. Hier kann die Schnittstelle zur Hypnose gesehen werden. War das AT in den Lern- und Übungsphasen vorwiegend auf Ruhe ausgerichtet, kann das Verfahren darüber hinaus als Einleitung in eine hypnotische Trance genutzt werden. Die Übergänge innerhalb der Phasen sind fließend. Schon in den ersten Tagen können körperliche Symptome abklingen, und die Festigung der erwünschten Reaktionen spielt auch nach langer Anwendung noch eine wichtige Rolle.

Die *Lernphase* lässt sich in drei Abschnitte gliedern:

a) Es beginnt mit dem Erwerb des theoretischen Wissens, das dem Verfahren zugrunde liegt, und den ersten darauf aufbauenden Übungsversuchen.
b) Im Laufe der folgenden zwei bis drei Wochen wandeln sich diese Versuche zur Anwendung einer Methode, die schon deutliche Ergebnisse erfahren lässt.
c) Die dann immer stabileren Reflexe führen zunehmend sicherer zu einer schnell erreichbaren tiefen Ruhe und darü-

ber hinaus zu Einflüssen auf als problematisch empfundene körperliche und psychische Funktionen.

Interessierte, die darauf aufbauen wollen, kommen in eine *Anwendungsphase,* in der die angestrebten Ziele grob wie folgt beschrieben werden können:

- Suche nach umfassender psychischer und körperlicher Entspannung.
- Die einzelnen Formeln werden gezielt und auch einzeln im Alltag angewandt, um entsprechende Veränderungen zu erreichen. So können Sie bei einem verspannten Nacken an die Sonne denken, die dorthin scheint und den Nacken erwärmt und dabei die Muskulatur lockert, sodass die Schultern und Arme locker hängen können.
- Im Autogenen Training für Fortgeschrittene können individuelle Formeln entwickelt werden, mit deren Hilfe persönliche Schwierigkeiten überwunden werden sollen. An die Formeln der Grundstufe des AT werden dann diese neuen Formeln angefügt. Eine ausführliche Beschreibung findet sich im nächsten Kapitel.
- Die Oberstufe des Autogenen Trainings hilft, das bildhafte Erleben zu entwickeln. Man kann mit den Farberlebnissen beginnen, die auch bei geschlossenen Augenlidern möglich sind und nach einiger Übung kräftige Farben hervorrufen können, oft verbunden mit intensiven Gefühlen. Durch die weitere Arbeit mit der Vorstellung konkreter und abstrakter Inhalte wird eine positive Veränderung des Erlebens und Verhaltens angestrebt.
- Sowohl das Autogene Training für Fortgeschrittene als auch die Oberstufe sind von der Selbsthypnose nicht mehr zu trennen. Für einen einfachen Weg in die Selbsthypnose kann das bereits erlernte Autogene Training genutzt werden. Es leitet eine Trance ein, in der Ziele angestrebt werden, die der Persönlichkeitsentfaltung dienen oder die Bewältigung körperlicher oder psychischer Schwierigkeiten anstreben. Eine

umfassende Darstellung der Selbsthypnose bieten Alman u. Lambrou.

An dieser Stelle werden die Übungen des Yoga sowie die verschiedenen Meditationsformen als weiterführende Methoden interessant. Wer sich regelmäßig mit einem Entspannungsverfahren beschäftigt und dabei nicht nur nach körperlicher Stressreduktion sucht, wird sich seiner Gedanken, Gefühle und Wünsche zunehmend bewusster werden. Dabei entstehen auch Fragen nach dem Sinn und dem Wert der eigenen Lebensführung und den Lebenszielen. Auch die Beziehungen zur sozialen Umgebung werden bewusster.

Erfahrungsgemäß gelingt es noch recht einfach, während des Kurses einigermaßen regelmäßig zu Hause zu üben. Danach fehlt dann aber wohl die Erinnerung durch die Gruppentermine und vielleicht auch ein bisschen der Druck, nicht geübt zu haben, wenn der Kursleiter danach fragt. Die Integration der Entspannungsübungen in den Alltag hinein gelingt leider nur selten über einen längeren Zeitraum hinweg.

Diejenigen Teilnehmer, die das Gelernte im täglichen Leben einigermaßen regelmäßig anwenden, berichten alle von andauernden, konkreten Erfolgen im Alltag. Sie erfahren viele Erleichterungen bei Beschwerden, von denen sie vor dem Erlernen oft seit Längerem geplagt wurden.

4.10 Erlebnisse von Kursteilnehmern

Im Folgenden gebe ich einige häufige Äußerungen wieder, die von Teilnehmern während und nach den Kursen rückgemeldet wurden. Die Schnelligkeit, mit der manche Schlafstörungen, Durchblutungsstörungen oder auch Schmerzen abklingen, ist oft überraschend. Die Freude über die Veränderung und das ungläubige Erstaunen, dass das »nur« durch Entspannung erreicht wurde, spricht meistens aus den Gesichtern der erzählenden Teilnehmer. Es fällt den Betroffenen meist schwer zu glauben, dass innerhalb weniger Tage oder Wochen wesentliche Veränderungen eintreten können, obwohl die Störungen oft seit Jahrzehnten bestehen und kaum ein Versuch, daran etwas zu ändern, erfolgreich war.

Die Schwerewahrnehmung

Das Gefühl, angenehm schwere Glieder zu haben, in einer Intensität, wie es bisher noch nicht wahrgenommen wurde, wird häufig berichtet. Es entsteht manchmal der Eindruck, den Körper nicht mehr von der Unterlage abheben zu können. Begleitet wird dieses Schwereempfinden von einem Gefühl umfassender Entspannung, die sich in eine angenehme Empfindung der Leichtigkeit, des Schwebens wandeln kann.

Die Wärmeempfindung

Eine gestörte Durchblutung ist durch das AT gut zu beeinflussen (Hoffmann). In den Kursen sind Belege dafür oft schon in den ersten Wochen der Lernphase zu sehen.

Eine ständig wiederkehrende Beschwerde, die vor allem von Frauen geäußert wird, betrifft kalte Füße, seltener kalte Hände. Zunächst ist es wichtig, durch entsprechende Erklärungen den Druck von der Teilnehmerin zu nehmen, unbedingt sobald wie möglich warme Füße zu bekommen, um nicht zu versagen. Danach werden Erfahrungen zur Hilfe genommen, wie beispielsweise die detaillierte Erinnerung an ein warmes Fußbad. Schon nach wenigen Minuten gelassener Erinnerung an das Wärmeempfinden ist das Erstaunen meist groß, dass sich tatsächlich warme Füße einstellen, die von nun an meist regelmäßig zu den erfreulichen Ergebnissen der Übungen gehören.

Einer 35-jährigen Frau wurde einige Jahre zuvor bei einem Verkehrsunfall einer ihrer Füße fast vollständig vom Unterschenkel getrennt. Aufgrund dieses Unfalls hatte sie seitdem kein Wärmegefühl mehr in diesem Fuß. Während des Kurses empfand sie schon nach wenigen Übungen überraschend wieder Wärme in dem betroffenen Fuß und konnte sie durch weitere Übungen zunehmend sicherer herbeiführen und verstärken.

Eine andere, ca. 60-jährige Teilnehmerin berichtete von seit Jahren bestehenden Kälteempfindungen im linken Arm. Der andere Arm werde von ihr immer als wärmer empfunden. Die Medizin habe bisher keine Abhilfe schaffen können. Nach vier Sitzungen erzählte sie sichtlich überrascht von einem intensiven Wärmegefühl in dem ansonsten kühlen Arm. Auch diese Veränderung blieb so lange konstant, wie die Teilnehmerin den Kurs besuchte.

Selbst unter extremen Bedingungen sind die eingeübten Reflexe noch wirksam. Eine aktive Bergsteigerin erzählte während einer Kursstunde, dass sie einige Jahre zuvor während einer Bergtour durch das Hochgebirge wegen eines überraschenden Kälteeinbruchs weder auf- noch absteigen konnte. Sie erinnerte sich an das von ihr gut eingeübte Autogene Training, und ohne an einen Erfolg zu glauben, stellte sie sich die Wärme in ihren kalten Gliedern vor. Zu ihrem großen Erstaunen fühlte sie trotz extremer äußerer Kälte schnell eine Verbesserung der Durchblutung. Ähnliche Erfolge gegen Kälte und sogar auch gegen Erfrierungen werden häufig berichtet (zum Beispiel bei Hoffmann).

Eines der wichtigsten Anwendungsgebiete des Autogenen Trainings betrifft die Linderung von Schmerzen. Allerdings kommen einige Teilnehmer mit einer wesentlich zu hohen Erwartungshaltung in die Kurse. Oft wird nicht der Schmerz in seinem Kontext auch als Warnsignal des Körpers gesehen, sondern als ein isoliertes Problem, das nur Leid verursacht und schlichtweg beseitigt werden soll. Unter derartigen Voraussetzungen muss der Blick auf die möglichen Funktionen des Schmerzes gelenkt werden, um eine bleibende Veränderung zu ermöglichen. Schmerzpatienten, die diese Zusammenhänge nicht sehen wollen, haben wenig Aussicht auf eine bleibende Schmerzreduktion, weil die Ursache der Beschwerden nicht berücksichtigt wird. Als bedenklich ist die Beseitigung von Schmerzen bei bestimmten Krankheiten zu sehen, bei denen dieses Körpersignal auf eine wesentliche Bedrohung der Gesundheit hinweist. Und diese Funktion können zunächst alle Schmerzen haben, weshalb eine gründliche medizinische Abklärung immer vor einer Symptombehandlung stehen muss.

Die Entspannung an sich reduziert die meisten Schmerzen deutlich. Besonders bei Rückenschmerzen kann die Lenkung der Wärme, auch mit Hilfe von Vorstellungen, beträchtliche Entlastung bringen. Diese Einflussmöglichkeit ist jederzeit unauffällig verfügbar und meist sehr schnell wirksam. Unterstützende Bilder werden aus dem individuellen Erfahrungsschatz genommen. Dazu zählen die Sonne, eine Rotlichtlampe, eine heiße Rolle, Fango, die Erfahrung in einer Sauna, in Bädern und unter der Dusche oder unter der warmen Bettdecke. Nach einiger Übung genügt allein die Vorstellung der Wärme, um die Spannungen zu reduzieren und wohltuende Wärme zu empfinden. Bei starken Schmerzen sollte mehrmals für zwei bis vier Minuten geübt werden, wenn möglich auch mehrmals hintereinander. Eine Besonderheit ist die Vorstellung der Kühle, die gerade auch bei Entzündungen ebenfalls zur Schmerzreduktion führen kann. Sie gelingt leicht, wenn die Wärmeempfindung sicher herbeigeführt werden kann.

Eine angenehme Kühle der Hautoberfläche ist eine bewährte Vorstellung, um Juckreiz zu lindern. Der von Teilnehmern empfundene positive Einfluss ist auch bei Hauterkrankungen wie der Neurodermitis hilfreich.

Der Atem

Er spiegelt Spannungszustände und Sorgen wider. Bei regelmäßiger Anwendung werden die Auswirkungen der Sorgen verringert. Sie verlieren quasi an Gewicht, an Bedeutung. Erleichtert wird ihre Lösung durch den gedanklichen Abstand, der als Nebeneffekt durch das Autogene Training eintritt. Durch das Entspannungsverfahren wird die Atmung gelöst und die muskuläre Anspannung wesentlich vermindert – mit allen positiven Auswirkungen auf Körper und Psyche insgesamt. Nach einigen Übungen fühlt der Teilnehmer sich insgesamt leichter, befreiter. Die Atmung kann schneller und gezielter losgelassen werden. Es entsteht die Empfindung, ein Druck werde von der Brust genommen, Gefühle von Atemnot lassen nach.

Das Bronchialasthma gilt ebenfalls als gut beeinflussbar (Hoffmann). Schultz schreibt von dem Ziel, den gesamten Nasen-Rachen-Raum mit einem Kühleerlebnis unempfindlicher zu machen. Entsprechende Vorstellungen können als formelhafte Vorsätze genutzt werden.

Die Teilnehmer mit Atembeschwerden lernen in den Gruppen, ihre Ängste durch das AT zu reduzieren und die Intensität der Atembeschwerden zu verringern. Sie schildern eine leichtere Atmung und eine damit einhergehende allgemeine Entspannung. Sie können wieder durchatmen. Der Kloß im Hals löst sich auf. Der Stein, der den Atem beschwerlich machte, verschwindet von der Brust.

Das Herz

In Zusammenhang mit dem Herzen auftretende Beschwerden können zunächst unterteilt werden in solche, die ohne medizinischen Befund auftreten und gemeinhin mit Diagnosen wie »Herzneurose« belegt werden. Sie stellen keine Herzkrankheit dar, sondern eine Angststörung, bei der die Angst vor einer Erkrankung des Herzens besteht. Hier wirkt das Autogene Training lösend auf die Angst ein. Dabei ist zu beobachten, dass zunächst bei der Wahrnehmung der Herztätigkeit ein Anstieg der Angst und der damit verbundenen Unruhe auftreten kann. Wenn an diesem Punkt abgebrochen wird, was leider des öfteren vorkommt, wird das AT als für die Behandlung ungeeignet empfunden. Damit verliert es faktisch auch seinen angstlösenden Einfluss, weil es eben nicht mehr angewandt wird. Um die Angst nicht zu stark werden zu lassen, sollte die Aufmerksamkeit nur so lange beim Herz bleiben, so lange die Unruhe gut auszuhalten ist. Sobald sie subjektiv als zu hoch empfunden wird, empfehle ich, zur nächsten Formel weiterzugehen. Erfahrungsgemäß reduziert sich die Angst innerhalb von wenigen Tagen. Für manche Teilnehmer beginnt dadurch ein neuer Lebensabschnitt, denn die Angst vor einer Herzerkrankung kann das Ausmaß der Aktivitäten und dadurch die Lebensqualität beträchtlich einschränken.

Auf der anderen Seite gibt es manifeste Herzerkrankungen, die ebenfalls meist mit Ängsten einhergehen, die den Aktivitätsspielraum über das krankheitsbedingte Ausmaß einengen. Nach einem Herzinfarkt ist die Aufmerksamkeit oft sehr stark auf die Arbeit dieses Organs konzentriert. Die geduldige Anwendung der Herzformel und die gleichzeitige Vermeidung jedes Erfolgsdrucks helfen, zumindest die Angst vor der Herzwahrnehmung zu verringern. Verschiedentlich waren Teilnehmer in meinen Gruppen, die nach einem Herzinfarkt oder einer Bypassoperation den Eindruck hatten, sie würden ihren Herzschlag ständig hören oder spüren. Es fiel ihnen anfangs schwer, sich auf andere Körperwahrnehmungen wie Schwere oder Wärme zu konzentrieren. In den meisten Fällen verschwindet diese ängstliche Fixierung schon nach der erstmaligen Anwendung der Herzformel. Sehr selten dauert es etwas länger. Aber eine gewisse Erleichterung im Sinne einer deutlichen Angstreduktion konnte ich bisher immer feststellen.

In einem Bereich zwischen reinen Angststörungen und organischen Herzerkrankungen liegen Herzrhythmusstörungen, für die oft keine organische Ursache gefunden werden kann. Aber es ist bekannt, dass vermehrte psychische Belastungen bestimmte Rhythmusstörungen begünstigen können. Auch bei diesen Beschwerden berichten viele Patienten von einer überraschend schnellen Besserung im Verlauf der Übung schon innerhalb der ersten Tage.

Der Bauch

Die Bauchformel kann im Alltag wesentlich helfen, weniger Beschwerden in diesem Bereich zu haben. Ein Teilnehmer begegnete mir ein Jahr nach seinem Kurs zufällig. Er schilderte mir begeistert seine Erfahrungen mit dem AT. Seit jenem ersten Kurs hatte er täglich drei Mal geübt – und seither keine Bauch- und keine Kopfschmerzen mehr gehabt. Vor dem Kurs litt er häufig darunter.

Eine andere Teilnehmerin war während der ersten Termine eher uninteressiert bei der Sache. Als zwei Drittel des Kurses vorüber waren, erzählte sie voller Freude, dass sie das erste Mal versucht hatte, das Gelernte gegen ihre Bauchschmerzen einzusetzen. Zu ihrer großen Überraschung verschwanden die Beschwerden. Das bestätigte sich auch bei den weiteren Anwendungen. Noch im Verlauf des Kurses benötigte sie die Medikamente nicht mehr, die sie vor dem Erlernen des AT gegen ihre Beschwerden in größeren Mengen eingenommen hatte. Sie hatte eine zuverlässige Möglichkeit gefunden, ihre Schmerzen ohne äußere Hilfe abklingen zu lassen.

Der Kopf

Die Stirnformel schließlich ist besonders hilfreich bei Schmerzen und Verspannungen im Kopfbereich. Auch verbessert sie die Konzentration, das Gedächtnis und die Denkleistungen. Nach den Übungen berichten die Teilnehmer von zunehmender geistiger Frische, von nachlassenden oder abgeklungenen Kopfschmerzen. Auf ihren Gesichtern ist ein Ausdruck zu finden, den ich als »gelöste Heiterkeit« bezeichnen würde. Die Hypnose verbessert die Durchblutung bestimmter Bereiche des Gehirns (Halama) und erhöht damit die Leistungsfähigkeit des Gehirns. Die Wirkungen des AT sind bei einem geübten Menschen der einer durch eine Hypnose herbeigeführten Trance ähnlich. Deshalb können die gleichen Ergebnisse erwartet werden, wenn entsprechend geübt wird.

Eine Teilnehmerin berichtete zu Beginn des Kurses, dass sie sich vom AT bei ihren seit Jahrzehnten mehrmals in der Woche auftretenden Migräneanfällen eine Linderung erhoffte. Außerdem sei sie von stets kalten Füßen geplagt. In der Hoffnung, ihren Erwartungsdruck zu minimieren, bestätigte ich ihr, dass derartig starke Beschwerden, die schon seit so langer Zeit bestehen, nicht von heute auf morgen verschwinden können, dass ein gewisser Einfluss aber gegeben ist, der die Schmerzen schon auch irgendwann einmal verschwinden lassen kann. Allerdings sei konsequente Übung vorausgesetzt, und sie sollte möglichst keine Veränderung erwarten. Nach fünf Wochen berichtete sie in der Besprechung der Erfahrungen mit dem häuslichen Training, dass sie das erste Mal warme Füße erlebt hatte und dass ihre Migräne seltener geworden war und weniger intensiv auftrat. Allerdings zweifelte sie daran, dass die Veränderungen wirklich vom Autogenen Training kommen konnten. Entgegen ihren Zweifeln setzte sich der Erfolg im Verlauf der kommenden Wochen fort. Warme Füße konnte sie schließlich selbst bewusst herbeiführen, und ihre Migräne verlor ihre Regelmäßigkeit, wurde schließlich selten und gut durch die regelmäßige Anwendung des AT beeinflussbar. Sobald sich die Vorboten ankündigten, legte sie sich zu einer Übung auf den Rücken und erreichte auf diese Weise eine zuverlässige Abschwächung der Intensität.

Nicht immer treten die erwünschten Reaktionen so schnell und so gründlich ein wie in den beschriebenen Fällen. Aber sie sind beispielhaft für die normale Reaktion bei motivierten Teilnehmern.

Der Unglaube, die simple Anordnung von Übungen, die das AT letzthin doch schließlich auch ist, könnte Beschwerden abklingen lassen, gegen die seit Jahren letztendlich erfolglos gekämpft wurde, ist oft zu beobachten. Inzwischen behaupte ich auf der Grundlage sehr vieler solcher Erfahrungen, dass konsequent angewandte Entspannungsverfahren vielen Medikamenten überlegen sind. Das bezieht sich vor allem auf Medikamente, die auf die Psyche und/oder auf das vegetative Nervensystem wirken sollen.

Allerdings ist es selbstverständlich, dass Medikamente ihre Berechtigung bei vielen Krankheiten haben und dass sie nicht im Selbstversuch abgesetzt werden dürfen. Wenn Zweifel über Sinn und Wirksamkeit eines Medikaments bestehen, sollten sie grundsätzlich mit einem Arzt Ihres Vertrauens besprochen werden.

5 Formelhafte Vorsätze

Mit den sogenannten formelhaften Vorsätzen können körperliche und psychische Symptome angesprochen werden. Aber nicht nur bereits bestehende Schwierigkeiten können Inhalt derartiger Formeln sein. Vielmehr kann das Auftreten von Schwierigkeiten durch formelhafte Vorsätze wenigstens teilweise vermieden werden. Dabei soll das, was uns Kopfschmerzen oder Angst macht, verändert werden, damit diese Symptome seltener oder gar nicht mehr auftreten. Zu fördernde Einstellungen sind beispielsweise Gelassenheit im Umgang mit widrigen Lebensumständen, die durch die regelmäßige Übung ohnehin gefördert wird, dazu gehören auch Selbstsicherheit, Durchsetzungsvermögen, Liebesfähigkeit und andere Eigenschaften oder Fertigkeiten, die das eigene Leben sinnvoller, erfüllter und freudiger gestalten helfen.

Die formelhaften Vorsätze sind der Selbsthypnose schon sehr viel näher als das Autogene Training. Sie bauen auf dem Zustand auf, der durch das AT herbeigeführt wird. Sie wirken in einen aufnahmebereiten Bewusstseinszustand hinein, in dem die eigenen Glaubenssätze weniger reglementierend eingreifen und beschränkende Einstellungen über das eigene Vermögen weniger wirksam sind.

Der Einfluss von Gedanken auf unseren Körper und unsere Gesundheit

Die Ziele, die angestrebt werden, können sowohl auf psychischem als auch auf körperlichem Gebiet liegen. Eine sehr allgemeine Formulierung für einen solchen Vorsatz findet sich bei Coué: »Mir geht es jeden Tag in jeder Beziehung besser und besser« (Le Cron). Von diesem Satz können sicher nicht die Wunder erwartet werden, die er letztendlich verheißt. Aber er kann einen sehr positiven Einfluss auf die Grundstimmung haben, mit der Sie Ihren Tag gestalten. Leider benutzen wir Sätze, die in die gegenteilige Richtung wirken, wesentlich häufiger. Menschen, die ein eher negatives Bild von ihren eigenen Fähigkeiten haben oder sich nicht zutrauen, viel Einfluss auf ihr Leben auszuüben, sagen sich bei vielen Gelegenheiten Sätze wie: »Das kann ich nicht«, »Das lerne ich nie«, »Das macht mich noch fertig.« Mit derartigen Zuschreibungen belasten wir uns und beschränken unnötig unsere Fähigkeiten. Wenn stattdessen positive Zuschreibungen wie die obige von Coué oder andere wie »Mit Geduld und Ruhe werde ich irgendwie eine Lösung finden« bei Problemen verwendet werden, hat das eine entspannende und die Kreativität anregende Wirkung.

Derartige Gedanken haben einen viel größeren Einfluss auf uns, als wir gemeinhin realisieren. Denken Sie nur einmal an Ängste: Wenn Sie sich vorstellen, dass etwas Schlimmes eintritt (Verlust eines Angehörigen, ein finanzielles Desaster), dann beginnt Ihr Blutdruck zu steigen, die Herzfrequenz beschleunigt sich, das Denken wird unklar und so weiter. Ohne es bewusst zur Kenntnis zu nehmen, tragen wir viele derartige Gedanken mit uns herum.

Formelhafte Vorsätze werden immer positiv formuliert. Auch wenn damit ein Verhalten vermieden werden soll. Der Grund liegt darin, dass unser Gehirn aus einer verneinten Aussage zunächst die Verneinung entfernt. Dadurch stellen wir uns genau das vor, das wir eigentlich vermeiden wollen – und müssen dann versuchen, es wieder aus unserer Vorstellung zu streichen. Sie können es ganz leicht an einem Beispiel selbst ausprobieren. Als erstes die positive Formulierung:

Stellen Sie sich beim Lesen das Bild einer grünen Wiese vor. Erinnern Sie sich möglichst lebhaft an grünes Gras, das Farbenspiel von Blumen und vielleicht auch Büschen, die auf der Wiese stehen. Vielleicht sehen Sie im Hintergrund Berge oder Wälder. Schmetterlinge fliegen durch die Luft, irgendwo zwitschern Vögel. Sie können sich an eine Wiese erinnern, die Sie kennen, oder in Ihrer Fantasie eine Wiese entstehen lassen.

Das ist die positive Formulierung. Nun kommen wir zu einer Verneinung:

> Stellen Sie sich nicht vor, dass auf Ihrer grünen Wiese ein schwerer grauer Elefant steht. Die zarten Grashalme und schönen Blumen Ihrer Wiese werden nicht von schweren Elefantenfüßen zertreten. Auf Ihrer Wiese steht kein riesiger grauer Elefant.

Wie Sie erkennen konnten, waren die letzten drei Sätze negativ formuliert. Die meisten von Ihnen werden entgegen dem Wunsch, keinen Elefanten zu sehen, einen schweren Elefanten auf ihrer Wiese vorgefunden haben.

Wenn Sie auf einer luftigen Brücke stehen und sich immer wieder vorsprechen »Ich falle da nicht hinunter«, dann vollzieht Ihr Gehirn immer auch die Vorstellung, wie es ist, wenn Sie hinunterfallen. Das bedeutet, Sie hören den Wind in Ihren Haaren und Ohren rauschen und spüren vielleicht auch schon einmal den Aufprall. Positive Formulierungen könnten lauten: »Die Brücke ist sicher. Sie wird ständig von vielen Menschen begangen. Der TÜV überprüft sie regelmäßig. Ich kann mir vertrauen. Ich werde diese Brücke gesund überqueren.«

An diesem Beispiel wird der Praxisbezug für formelhafte Vorsätze deutlich. Wenn Sie Angst vor Menschenmengen haben, könnten Sie sich am Ende einer AT-Übung einen Satz vordenken, der lauten könnte: »Ich fühle mich in mir sicher.« Dazu stellen Sie sich vor, dass Sie von einem unsichtbaren Mantel umgeben sind, in den Sie sich zurückziehen können, der Sie stets vor zu großer Nähe schützt und aus dem heraus Sie selbstsicher mit den anderen umgehen können.

Erfolgreich kann ein Vorsatz bei Muskelverspannungen eingesetzt werden. Gegen die bei vielen Menschen häufig auftretenden Rückenschmerzen könnte ein Satz lauten: »Mein Rücken ist wohlig warm durchströmt und angenehm locker.« Falsch wäre: »Mein Rücken tut *nicht* weh.«

Zur Auflösung von Magenbeschwerden könnte formuliert werden: »Mein Magen ist warm und arbeitet gesund.« Falsch wäre: »Es sind *keine* Schmerzen da.«

Bei Erkältungen können Atembeschwerden gelindert werden: »Meine Atemwege sind weit, die Luft strömt frei.« Falsch wäre: »Ich habe *keine* Atembeschwerden.«

Die Liste von Beispielen kann fast beliebig erweitert werden. Solange eine positive Formulierung gefunden wird, kann versucht werden, sich damit bei jeder körperlichen oder psychischen Störung Erleichterung zu verschaffen.

Im Folgenden werden einige formelhafte Vorsätze aufgeführt.

Die folgenden Formulierungen können Sie wörtlich übernehmen oder nach Ihren Bedürfnissen verändern. Sie werden im Anschluss an die »Stirnformel« angewandt. Nach einigen Tagen der Anwendung können Sie die Vorsätze zwischendurch auch ohne vorherige AT – Übung im Alltag anwenden.

Verspannung der Schulter-Nacken-Muskulatur, Kopfschmerzen

Sie erinnern sich daran, wie es sich anfühlt, wenn die Sonne warm auf Ihren Nacken scheint, und benutzen die Worte

»Nacken warm und locker.«

Magen-Darm-Beschwerden

Sie erinnern sich an das wohlige Gefühl der Wärme, nachdem Sie eine warme Suppe gegessen oder einen warmen Tee getrunken haben.

»Bauch angenehm warm, weich und locker.«

Kopfschmerzen

Sie stellen sich vor, dass Druck aus dem Kopf abfließt oder dass Sie ein zu enges Band, das um den Kopf liegt, lockern.

»Mein Kopf ist weit, Spannungen fließen mit dem Ausatmen ab.«

Ohrenrauschen

»Meine Ohren sind wohlig warm durchströmt und weit.«

Atembeschwerden

»Mein Atem fließt frei und gelöst.«

oder:

»Atemwege kühl und weit.«

Muskelkater

»Muskeln strömend warm, schädigende Stoffe werden abtransportiert und auf natürlichem Wege ausgeschieden.«

Diese Sätze, die auf den Körper einen lockernden, angenehmen Einfluss nehmen, wirken natürlich auch auf die Gefühle und Gedanken. Sie lockern Ängste, Schmerzen lassen nach, die Stimmung wird gelassener und liebevoller, die Wahrnehmung öffnet sich: die Augen sehen klarer, das Gehör wird besser, das Fühlen sensibler. Das sind ganz natürliche und normale Vorgänge, die der Entspannung von Körper und Seele folgen. Sie zeigen die enge Verbindung zwischen dem Körper einerseits und dem Fühlen, Denken und Verhalten andererseits.

Man kann durch formelhafte Sätze auch den anderen Weg gehen: Indem man das Fühlen und Denken freier macht, lockert sich auch der Körper und wird sich um seine Gesundheit kümmern, Schmerzen lassen nach.

Stimmung

»Licht breitet sich in mir aus, meine Stimmung wird heller.«

oder:

»Ich kann mich der Freude zuwenden, die auch in den kleinen Dingen wohnt«

oder:

»Meine Stimmung wird mit dem Einatmen leichter und heller, Schweres fließt mit dem Ausatmen aus.«

Selbstakzeptanz

»In diesem Augenblick fühle ich mich und meinen Körper und bin mit mir einverstanden, so wie ich bin.«

Die Vergangenheit loslassen und die positiven Aspekte der Gegenwart wahrnehmen

»Die Vergangenheit liegt hinter mir, ich kann sie loslassen.«

oder:

»Vergangenes ist geschehen und nicht mehr änderbar. Man kann daraus lernen, es loslassen und sich von freudigen Erinnerungen ausfüllen lassen.«

oder:

»Ich bin jetzt und hier in meinem Körper, der mich lebendig sein lässt, und fühle das, was in diesem Augenblick in mir gut ist.«

Klarheit im Denken und Fühlen

»Ich nehme meine Gefühle wahr und akzeptiere jedes einzelne. Ich kann meine Gedanken beobachten und akzeptieren. Ich kann die Verbindung zwischen Fühlen und Denken zunehmend klarer erkennen.«

Liebesfähigkeit

Sie erinnern sich an Menschen, Tiere oder auch Dinge, die Sie lieben oder geliebt haben, und lassen dieses Gefühl in sich entstehen. Es geht weniger um das, was Sie geliebt haben, als um das Gefühl selbst.

»Ich wende mich der Liebe zu und lasse sie mein Verhalten und Denken bestimmen.«

oder:

»Ich bin es wert, von mir selbst akzeptiert und geliebt zu werden. Mein Verhalten mag mir mehr oder weniger gefallen, es soll in der Gegenwart und in der Zukunft durch Liebe bestimmt werden, soweit es mir jeweils möglich ist.«

Die Veränderungen, die durch derartige Sätze angestrebt werden, sind nicht als Ergebnis erreichbar, das ein für immer abgeschlossenes Ziel ist, so wie man einen Berg erklimmt und dann so weit oben ist, dass es nicht höher geht.

Wenn man sich auf den Weg begibt, um liebevoller zu werden, sich selbst zu akzeptieren oder auch nur die eigenen Gefühle zu beobachten, dann erkennt man, dass sich die Landschaften, die man durchwandert, immer weiter öffnen, dass der Weg leichter wird, die Freude mehr Nuancen bekommt und in immer mehr Dingen, Menschen und Begebenheiten des Alltags auftaucht.

So als hätte die Liebe schon immer darauf gewartet, dass man sich ihr zuwendet, damit sie den Menschen durchströmen kann, damit ihr Licht und ihre Leichtigkeit den Menschen und seinen Weg ausfüllen und lenken.

6 Mögliche Schwierigkeiten in der Übungsphase

Manche Schwierigkeiten können das Einüben erschweren. Sie betreffen besonders die Wahrnehmung des Körpers, die Motivation zur Übung und die Umsetzung des Gelernten im Alltag. Bei konsequentem Trainieren in der beschriebenen Art und Weise sind es meist unbedeutende und kurzlebige Hürden.

Die Kontrolle loslassen

Verantwortlich für viele Verständnis- und Umsetzungsschwierigkeiten mit Entspannungsverfahren im Allgemeinen ist unser Versuch, unser Leben in jeder Beziehung und zu möglichst jeder Zeit »im Griff« zu haben. Der Schwerpunkt unseres Lernens lag seit unserer Kindheit mehr auf der aktiven Bewältigung als auf passivem Geschehenlassen. Ruhe wurde in der Regel erst nach vollbrachter Leistung akzeptiert. Wir haben es eher nicht gelernt, Spannungen gehen und Ruhe kommen zu lassen.

Mit jeder Anwendung gelingt es mehr, loszulassen. Eine wohltuende Gelassenheit stellt sich ein stellt.

Das Bedürfnis, während einer Übung zu husten, zu niesen oder sich zu kratzen

In diesen Fällen sollten Sie zwei bis drei Sekunden warten, ob der Drang wieder verschwindet. Bleibt er jedoch, so sollten Sie ihm nachkommen und husten, niesen oder sich eben kratzen. Wenn Sie solche Reize zu lange unterdrücken, werden Sie zum einen zunehmend mehr unter Spannung geraten, zum anderen wird ein dann schließlich doch ausbrechender Husten oft zu einem längere Zeit andauernden oder immer wiederkehrenden Anfall, der dann störend wirkt. Dagegen ist die Störung meist nur von kurzer Dauer und Intensität, wenn Sie dem Bedürfnis gleich nachgeben.

Was ist, wenn ich nichts empfinde?

Ein häufiges Hindernis ist ein mangelhaftes Gefühl für den Körper. Nur wenige Teilnehmer spüren bis hin zur zweiten oder dritten Kursstunde keine Schwere oder keine Wärme. Bei Nachfragen stellt sich dann oft heraus, dass zu Hause nicht oder nur sehr selten geübt wurde. So wird es hin und wieder als Übung angesehen, wenn nach einer Konzentration von selten mehr als einer Minute abgebrochen wird. Als Grund für die fehlende Übung stellt sich häufig eine mangelhafte Motivation, ernsthaft zu trainieren, oder eine zu große Ungeduld heraus. Einmal erzählte mir ein Gruppenmitglied, er trainiere im Gehen, weil er anders keine Zeit habe. Von günstigen Voraussetzungen konnte bei ihm natürlich nicht die Rede sein.

Zu hohe Erwartungen

Bei zu hohen Erwartungen an den Übungserfolg kann es helfen, wenn nur kurz, aber häufig geübt wird, wobei eine Übung ein bis drei Minuten dauert. Hilfreich ist auch die Einrichtung eines festen Übungszeitpunkts (unmittelbar vor dem Aufstehen, vor oder nach dem Essen, nach der Arbeit), der nur für das AT reserviert ist und möglichst immer nur dazu genutzt werden sollte.

Innere Unruhe, die zu überzogenen Erwartungen und zu Ungeduld führen kann, tritt umso deutlicher in Erscheinung, wenn der Körper zur Ruhe kommt. Wird die Übung anfangs auf lediglich ein bis drei Minuten Dauer verdichtet, so bleibt wenig Zeit für andere Gedanken, es fällt leichter, die Konzentration beim Körper zu halten. Erfahrungsgemäß verliert sich diese Ungeduld nach den ersten »Erfolgen«, die sich meist zum dritten oder vierten Termin einzustellen beginnen.

»Ich möchte meinen Herzschlag nicht spüren«

Manche Menschen haben Angst davor, ihren Herzschlag zu beobachten. Er lässt sie daran denken, was sein könnte, wenn das Herz seine Arbeit einstellt. Diese Vorstellung lässt eine ganz natürliche Angst entstehen. Angst ist insofern eine sinnvolle

Einrichtung, als sie uns Maßnahmen suchen und nutzen lässt, die Schädigungen des Körpers und der Psyche verhindern können. Aber es ist nicht sinnvoll, Angst vor seinem Herzschlag zu haben, denn er begleitet uns (glücklicherweise) überall hin.

Die Angst, das Herz könnte in seiner Tätigkeit innehalten, hindert oft daran, auf dieses Organ zu achten. Auch die Erinnerung an eine Komplikation mit diesem so wichtigen Organ (Herzrhythmusstörungen oder vielleicht die Bypassoperation eines Bekannten) bringt Nähe zu einer befürchteten Gefahr. In diesen oder ähnlichen Fällen neigen wir manchmal dazu, den Kopf in den Sand zu stecken, um somit der Angst auszuweichen. Tatsächlich wird sie dadurch aber erhalten, vielleicht sogar verstärkt.

Angst kann durch vorsichtige Konfrontation mit dem angstauslösenden Reiz aufgelöst oder zumindest reduziert werden. Seit über 33 Jahren habe ich die Herzformel in meinen Kursen nicht vermieden. Dabei lernten die Teilnehmer, ihren Herzschlag zu akzeptieren, fanden ihn mit der Zeit sogar oft beruhigend. Allerdings sollte jeder die Freiheit haben, für sich selbst über Anwendung oder Nicht-Anwendung der Herzformel zu entscheiden.

Sind auf das Herz bezogene Ängste vorhanden, die das Training behindern, empfehle ich folgendes Vorgehen:

- Verdeutlichung der Zusammenhänge, wie oben beschrieben,
- Beobachtung der Herztätigkeit durch Hineinfühlen in den Körper,
- kurze Schilderung der Erfahrungen und Gefühle,
- Trainieren dieser Formel im Rahmen der ganz normalen Übung, das heißt, diese Formel wird integriert.
- Sollte eine starke Unruhe auftreten, die die Entspannung deutlich stört, empfehle ich, nur kurz an das Herz zu denken und dann mit den anderen Formeln fortzufahren. Um den Umgang mit der Angst zu lernen, sollte diese Formel bei den nachfolgenden Anwendungen nach Möglichkeit nicht ausgelassen werden.

Wurde diese Methode befolgt, so konnte ich bisher immer eine zunehmende Akzeptanz der Herztätigkeit beobachten. Ziel ist nicht die Angstfreiheit, sondern die Fähigkeit, mit der Angst besser umgehen zu können und Vertrauen in den eigenen Körper zu bekommen.

»Während der Übung werde ich unruhig«

Diese Klage kommt häufig vor. Aber nicht die Übung führt zur Unruhe. Vielmehr wird eine zuvor schon vorhandene innere Unruhe stärker wahrgenommen, wenn Ablenkungen wegfallen und man sich auf den Körper konzentriert.

Die Unruhe kann Folge einer körperlichen Beschäftigung sein. Wenn Sie beispielsweise kurz zuvor viele Kilometer mit dem Fahrrad gefahren oder viele Treppen hinaufgelaufen sind, so hat sich der Körper vielleicht noch nicht beruhigt. Er wird sich aber bald von allein beruhigen.

Anders verhält es sich, wenn die Unruhe eine psychische Ursache hat. Wenn wir innerlich unruhig sind, so fühlen wir uns zur Aktivität gedrängt. Folgen wir diesem Impuls, so wird die Unruhe überlagert und verliert sich oft auch ein Stückweit. Tun wir aber das Gegenteil und reduzieren die körperliche und geistige Aktivität, so wird das »Grundrauschen« deutlicher hörbar und verhindert vielleicht eine Entspannung, weil es nicht gelingt, sich auf den Körper zu konzentrieren.

Weil Entspannungsverfahren gerade bei solchen Schwierigkeiten eine große Hilfe sein können, sollte mit dem Training fortgefahren werden. Aber eine lange, enttäuschende Übung ist eher hinderlich für die Motivation. Vielmehr sollte in diesen Fällen nur wenige Minuten (ein bis drei Minuten sind ausreichend), aber umso häufiger trainiert werden. Im Allgemeinen lässt die Unrast schnell nach. Die dann erreichte Ruhe wird als ganz besonders wohltuend empfunden – eben im Kontrast zur vorherigen Ruhelosigkeit.

Ein anderer Gesichtspunkt ist, dass die Unruhe immer einen Auslöser hat. Das können eher unwichtige Geschehnisse oder auch eine zeitlich begrenzte Überlastung sein. Dann wird die

Unruhe nicht über einige Tage hinausgehen. Dauert sie jedoch länger und kreisen die Gedanken und Gefühle um einen bestimmten Themenkomplex, dann können ungelöste Probleme dahinterstecken.

Es sollte zunächst die Belastungssituation überdacht werden. Prüfen Sie nach, ob Sie vielleicht zu viele oder für Ihre Person zu anspruchsvolle Aufgaben übernommen haben. Trifft das zu, so überlegen Sie sich, wie Sie Ihr Pensum auf ein für Sie persönlich machbares Maß verringern können.

Wenn ein Problem Sie beunruhigt, das Sie nicht allein oder im Gespräch mit Freunden oder Ihrem Partner lösen können, dann suchen Sie Unterstützung in einer Psychotherapie.

Unvermittelt auftretende Traurigkeit

Auch Gefühle können in der Ruhephase stärker wahrgenommen werden. Positive Gefühle wie Freude sind willkommen. Sie sind gesund und dienen letztendlich der Regenerierung.

Manchmal rücken auch psychische Schmerzen in den Vordergrund der Aufmerksamkeit. Das kann dazu führen, dass Teilnehmer zu weinen beginnen. In solchen Fällen löst die Entspannung nicht nur die körperliche, sondern auch eine seelische Verkrampfung. So peinlich es dem Betroffenen auch sein mag, so entspannend wirkt es letztlich, wenn geweint werden kann. Dieses Zulassen der eigenen Traurigkeit kann der Beginn einer Heilungsphase sein, soweit es sich um nicht zu tief verwurzelte psychische Probleme handelt.

Die Gründe für die Traurigkeit können so vielfältig wie bei der Unruhe sein. Nicht selten sind es die gleichen. Das Weinen kann in solchen Fällen die Unruhe ablösen. Die Rastlosigkeit hat dann oft ihren Sinn verloren und verschwindet.

»Bei mir funktioniert das nicht«

Dieser Satz ist häufig zu hören, wenn ich frage, warum jemand den Kurs frühzeitig beenden will oder aber zu Hause nicht selbständig übt. Es gibt verschiedene Gründe dafür, wenn die gewünschte Wirkung nicht eintritt:

- *Übung* ist wieder als wichtigste Voraussetzung zu nennen. Anfangs als Störung empfundene Geräusche oder Gedanken verblassen mit zunehmender Übung.
- Wenn Sie während der Anwendung häufig *einschlafen*, können Sie die sitzende Haltung wählen oder mit offenen Augen und nur sehr kurz, dafür aber häufiger üben.
- Oft wird schon in der Lernphase nur dann geübt, wenn eine *schwierige Situation* bewältigt werden soll, wie beispielsweise bei Schlafstörungen. Wenn das AT dann nicht in den Schlaf führt, ist Enttäuschung die Folge und der gedankliche Schluss, das AT führe nicht zur Entspannung. Sie können diese Einstellung mit der Zahnpflege vergleichen. Sie kämen kaum auf die Idee, nur dann die Zähne zu putzen, wenn Sie bereits vorhandene Karies dadurch beseitigen möchten. In diesem Beispiel ist uns allen ganz klar, dass nur regelmäßige Zahnpflege zur Verhinderung von Schäden führen kann. Ähnlich führt regelmäßige Übung des AT vor allem auch unter günstigen Bedingungen zu einer so guten Verfügbarkeit, dass auch unter schwierigen Bedingungen Ruhe eintreten kann.
- Viele Teilnehmer glauben, sie müssten als Voraussetzung für die Übung *abschalten* oder sich ausschließlich auf den Körper konzentrieren können. Wenn ihnen das dann einige Male nicht gelingt, geben sie weitere Versuche bald auf, mit dem Eindruck, dass das AT eben nichts für sie ist. Tatsächlich gibt es natürlich keinen »Schalter« in unserem Körper. Wenn es einen gäbe, bräuchten wir kein Entspannungsverfahren erlernen. Es ist also nicht möglich, sich von störenden Wahrnehmungen wie Geräuschen oder Gedanken »wegzuschalten«. Vielmehr ist es Ziel – nicht Voraussetzung – des AT, sich leichter auf Wesentliches konzentrieren zu können. Anfangs sollten Sie deshalb auch keine tiefe Entspannung anstreben. Sobald es Ihnen gelingt, sich über die Formeln auf Ihren Körper zu konzentrieren, folgt die Entspannung ganz natürlich.

Wenn Sie trotz fehlender schneller Erfolge konsequent weiterüben, werden Sie nach einiger Zeit mit Freude feststellen, dass die störenden Wahrnehmungen ihren negativen Wert verlieren.

Wenn Sie eine Störquelle nicht ausschalten können (Ohrenstöpsel gegen Geräusche, ein Tuch über die Augen gegen zu grelles Licht) und trotzdem üben möchten, dann bleibt Ihnen nur der Weg, die Störung zu akzeptieren. Sie kennen aus Ihrem Alltag, dass Sie einem interessanten Gespräch selbst in einer lärmenden Menschenmenge folgen können – soweit Sie das Gesprochene noch hören können. Sicher haben Sie auch schon einmal einen Menschen »übersehen«, obwohl er schon längere Zeit in Ihrer Nähe war. Oder das Beispiel mit der Brille, die lange Zeit erfolglos gesucht wird, bevor sich herausstellt, dass sie auf der Nase sitzt. In diesen Beispielen wählt das Gehirn das für es Interessante aus und lässt das andere (das möglicherweise Störende) wenig oder gar nicht in das Bewusstsein gelangen.

- Häufig ist zu hören, dass jemand vergeblich versucht, die Glieder schwer oder warm *werden* zulassen. Tatsächlich geht es nicht darum, eine Veränderung in der Schwere oder Wärme des Körpers herbeizuführen. Tatsächlich lenken Sie Ihre Aufmerksamkeit auf die *vorhandene* Schwere und Wärme. Je nach Befinden, Müdigkeit oder Spannungszustand der Muskulatur kann das Empfinden unterschiedlich intensiv sein. Bei entspannter Muskulatur fällt es leichter, das Gewicht der Glieder zu spüren. Die Wärme der Haut verändert sich tatsächlich durch eine zunehmende Entspannung. Aber es ist – zumindest in der Anfangsphase – nicht das Ziel, diese *Veränderung* zu spüren, sondern lediglich die im Augenblick vorhandene Wärme zu empfinden.

»Früher konnte ich mit dem AT zuverlässig entspannen, aber seitdem ich wieder in meinem Alltag bin, gelingt es mir häufig nicht mehr«

Die Entspannung, die unter günstigen Bedingungen zuverlässig zustande kam, wird unter hohen Belastungen im Alltag nicht mehr genauso leicht zu erreichen sein. Es darf nicht davon ausgegangen werden, dass die Wirkung bei jeder Übung und unter allen Bedingungen immer genau gleich ist. Je unruhiger der Körper und die Gedanken sind, desto geringer wird die Entspannung sein, die durch die Übung hervorgerufen wird – aber umso wertvoller ist auch eine kleine Entspannung. Versuchen Sie, Ihre Erwartungen an das Ergebnis klein zu halten und auch mit kleinen Wirkungen zufrieden zu sein. Dann wird die Wirkung besser, als wenn Sie hohe Erwartungen haben. Üben Sie möglichst regelmäßig weiter, dann werden Sie feststellen, dass die Entspannung auch unter ungünstigen Bedingungen besser wird.

»Nach der Übung bin ich so müde«

Diese Empfindung hat ihre Ursache meist in einer mangelhaften Rücknahme der Entspannung. Dadurch konnte sich der Körper nicht genügend auf die erwünschte Aktivität vorbereiten. Denken Sie stets daran, sich nach der Anwendung kräftig zu strecken und tief durchzuatmen, bevor Sie aufstehen.

Es kann auch sein, dass Sie sich nicht genügend Zeit gelassen haben, aus dem Zustand der Entspannung wieder in den Alltag zurückzufinden. Dann können Sie sich wie benommen fühlen. Ähnliches kennen Sie aus einem vorzeitig unterbrochenen Mittagsschlaf. In einem solchen Fall empfiehlt es sich, noch einmal die entspannte Haltung von eben einzunehmen, sich auch innerlich zurücksinken zu lassen in die tiefe Ruhe und sich bei geschlossenen Augen innerhalb von ein bis zwei Minuten ausreichend Zeit zu lassen, um die Entspannung abzuschließen. Danach strecken Sie sich kräftig.

7 Anwendung im Alltag

Die Umsetzung der Übung im Alltag

In der Lernphase brauchen Sie, wie schon beschrieben, möglichst günstige Voraussetzungen. Auch nach den ersten Wochen, in denen das Verfahren grundlegend erlernt wurde, verfestigt es die bereits erzielten Ergebnisse, wenn möglichst regelmäßig weitergeübt wird, und zwar auch dann, wenn der Weg in die Ruhe schon sehr zuverlässig bei jeder Übung gelingt. Die Anwendung aller Formeln ist der sichere Weg in eine tiefe Entspannung, die auch über den Moment hinaus eine länger andauernde Ruhe nach sich zieht.

Ein wichtiges langfristiges Ergebnis ist eine schnelle Ansprechbarkeit des Körpers. Wenn Sie sich, um ein Beispiel zu nennen, während einer sitzenden Tätigkeit im linken Knie ein Gefühl der Wärme vorstellen, dann stellt sich die Wärme immer sicherer ein, je mehr Übung Sie in der Wahrnehmung der Wärme in Ihrem Körper haben. Und bald erfahren Sie dann auch, dass sich die angenehme Wärme von dem betreffenden Körperteil – in diesem Fall vom linken Knie aus – in das ganze Bein ausbreitet.

In einem fortgeschrittenen Stadium gelingt es Ihnen zunehmend besser, auch unter ungünstigen Bedingungen zu üben. Es fällt dann auch nicht mehr schwer, während einer Reise im Zugabteil, im Flugzeug oder auf dem Beifahrersitz des Autos zu üben. Auch in einem Konzert, im Kino, in einem Vortrag oder unter ähnlichen Voraussetzungen, in denen Sie wenigstens einen Sitzplatz für sich haben, werden Sie eine relative Ruhe erreichen. Das sind Situationen im Alltag, die eine kurze Anwendung gut erlauben.

Daneben wächst aber das Bedürfnis, den wohltuenden Abstand von den Dingen des Alltags auch dann zu finden, wenn die Voraussetzungen für eine komplette Übung ungünstig oder gar nicht gegeben sind. Denn die regelmäßige Anwendung fördert die Selbstakzeptanz, sodass Sie sich bei sich selbst wohlfühlen und aus dieser Ruhe mit geistigem Abstand und frischen Kräften Ihren Alltag bewältigen.

Mit der Zeit wird die benötigte Übungszeit kürzer. Sie kommen schneller zur Ruhe und können die Anwendung in kleinen Portionen über den Tag verteilen, wenn die Umstände keine längere Pause zulassen.

Kann mir Autogenes Training auch gegen Stress helfen?

Stress bewirkt körperliche Anspannung. Ein gewisses Maß an Spannung wird als angenehm empfunden und ist Voraussetzung für ein ausgeglichenes Funktionieren des Organismus.

Auf der körperlichen Ebene zeigt sich der Stress in beobachtbaren Reaktionen, beispielsweise in der steigenden Spannung der Muskulatur, der Blutdruck erhöht sich, die Atem- und die Herzfrequenz steigen ebenfalls.

Nach übermäßigem Stress ergeben sich körperliche Folgen wie Kopfschmerzen, Magenschmerzen, Rückenschmerzen, Schlafstörungen, Nervosität, Gereiztheit, Ängste, depressive Verstimmungen und ähnliche unangenehme Reaktionen des Organismus. Diese Störungen des Wohlbefindens sollten nicht als lästige Launen des Körpers angesehen werden, die es mit Medikamenten zu bekämpfen gilt. Vielmehr sind sie Warnhinweise auf eine bevorstehende ernsthafte Schädigung, falls die Belastungen, die zu ihrem Auftreten geführt haben, nicht verringert werden.

Völlige Stressfreiheit kann kaum erreicht werden, ist aber auch nicht erwünscht. Eine Reduktion der Gesamtbelastung ist aber oft notwendig, um sich vor Schädigungen zu schützen.

Auf Seiten des Einzelnen muss neben der Suche nach Stressauslösern versucht werden, mit auftretenden Belastungen konstruktiv umzugehen und zu lernen, Schädigungen zu vermeiden. Dazu kann ein Selbstsicherheitstraining verhelfen, sowie eine Erweiterung der persönlichen Kompetenz im Umgang besonders mit unvermeidbarem Stress. Auch die unmittelbare Abreaktion durch Bewegung (nicht unbedingt Sport) sollte als wichtiger Weg zur Stressverarbeitung genutzt werden.

An dieser Stelle wird die Fähigkeit zur Entspannung nun ganz besonders wichtig. Sie ist durch die Einübung des AT besonders schnell verfügbar und unauffällig anwendbar. Die Erfahrung, eine Entspannung bei Bedarf zuverlässig herbeiführen zu können, senkt nicht nur die körperliche Anspannung, sondern vermittelt auch die Sicherheit, den persönlichen Stress bewältigen zu können. Es ist deshalb auch das Ziel von Strategien zur Stressbewältigung, über die Verbesserung der individuellen Entspannungsfähigkeit sowohl die Ansprechbarkeit für Stress als auch die Folgen von Belastungen zu vermindern.

Wenn berücksichtigt wird, dass die Intensität der Stressreaktion in unserem Alltag meist gar nicht an die auslösenden Bedingungen angepasst ist – denn wir müssen selten körperlich gegen einen Feind kämpfen oder tatsächlich vor einer Bedrohung davonlaufen –, dann wird klar, dass eine Reduktion der im Stress entstehenden zu hohen Spannung sehr sinnvoll ist.

Jede Anwendung eines Entspannungsverfahrens reduziert die Anspannung des Körpers und der Psyche insgesamt. Die Tiefe der Ruhe ist allerdings abhängig von der Häufigkeit des bisherigen Trainings und der momentanen Befindlichkeit. Bei täglicher Übung reagiert der Organismus gelassener auf Belastungen.

Zur Bewältigung spezifischer Probleme und in schwierigen Situationen

Die Hilfe bei speziellen Problemen ist ein fortgeschrittenes Anwendungsfeld von Entspannungsverfahren. Dabei fällt es manchmal schwer zu glauben, dass etwas so Einfaches wie das Spüren des Körpers bei Schmerzen, hohem Blutdruck oder anderen deutlich beeinträchtigenden Symptomen helfen kann.

Versuchen Sie deshalb zunächst, das Gelernte bei kleineren Befindensstörungen anzuwenden, und wagen Sie sich nach einigen Wochen regelmäßiger Übung der Formeln auch an größere Störungen. Erwarten Sie allerdings nicht zu viel, sondern freuen Sie sich über jede positive Veränderung, auch wenn sie nur gering ist. Die Erwartung von Wundern würde auch kleine Fortschritte behindern.

Wenn Sie am Schreibtisch bei Ihrer Arbeit sitzen und Kopfschmerzen haben, können Sie nicht immer nach Hause gehen, um das Hilfe versprechende Bett aufzusuchen. Eine Alternative wäre der Griff zur Tablette. Mit welchen negativen Wirkungen diese Wahlmöglichkeit verbunden sein kann, ist inzwischen allgemein bekannt. Eine völlig unschädliche und dennoch hilfreiche Möglichkeit ist die Anwendung der Stirnformel, die Vorstellung eines lockeren Gesichts und die Vorstellung, dass der Druck aus dem Kopf abfließt. Dadurch kann innerhalb weniger Minuten Ihr Schmerz reduziert oder sogar ganz aufgelöst werden. Ein anderes Beispiel sind Bauchschmerzen nach einem reichlichen Essen oder auch vor einer wichtigen Besprechung, die die Wirkung der Bauchformel segensreich erscheinen lässt. Ängste wie die vor Höhe (auf Brücken beispielsweise), vor Menschenmengen oder vor bestimmten Ereignissen können normalerweise durch generelle Entspannung in der angstauslösenden Situation vermindert werden. Verstärkt werden diese Wirkungen durch die möglichst regelmäßige Anwendung des AT im Alltag.

Anwendung in der Bewegung

Falls Sie in Bewegung sind oder sich in einer Situation befinden, die es nicht gestattet, eine der beschriebenen Haltungen einzunehmen, dann brauchen Sie nicht auf Entspannung zu verzichten. Jede Bewegung erfordert nicht nur Anspannung in bestimmten Muskeln, sondern auch das Loslassen der Spannung in anderen Muskeln. Würden wir alle Muskeln gleichzeitig anspannen, wäre keine Bewegung möglich. Es ist wichtig, möglichst viel Spannung in denjenigen Muskeln loszulassen, die für die jeweilige Bewegung nicht gebraucht werden. Eine gute Voraussetzung für ein derartiges Zusammenspiel von Anspannen und Loslassen ist eine gelöste innere Haltung, möglichst angst- und sorgenfrei. Das ist leider häufig nur ein fernes Ziel. Aber durch die Anwendung des Autogenen Trainings auch in kleinen Portionen können Sie viele unnötige Anspannungen loslassen. Eine Hilfe für Ihren Energiehaushalt und eine Verbesserung der Lebensqualität ist es selbst dann, wenn die Lockerung nur kurze Zeit anhält.

Mit der Zeit werden Sie die Spannungszustände in den verschiedenen Körpermuskeln immer zuverlässiger spüren. Mit Hilfe der Schwereformel haben Sie nach einiger Zeit gelernt, diese Spannungen auch loszulassen. Diese Fähigkeit ist auf jeden Muskel anwendbar, der bewusst angespannt und losgelassen werden kann. Über die Bauchformel ist eine ähnliche Lenkung der Spannung sogar bei unbewusst aktivierten Muskeln im Bauchbereich möglich.

Durch eine Anwendung der eingeübten Reflexe kann Spannung also auch *im Verlauf* einer Bewegung losgelassen werden. Dazu können Sie die Standardformeln verwenden oder auch eigene, kürzere Formulierungen, die speziell auf die erwünschte Reaktion Bezug nehmen.

Beispiele für teilweise Anwendungen

Bei Verspannungen der Muskulatur ist immer das Spüren der Schwere und der Wärme in den Muskeln zu empfehlen, das wirkt sich besonders gut im Schulter- und Nackenbereich aus.

- In den *Schultergelenken* ist das Gewicht der Arme spürbar. Während Sie darauf achten und die Spannungen loslassen, können Sie wahrnehmen, wie die Arme noch ein Stück tiefer sinken.
- Während des Stehens oder Gehens können Sie in Ihre Füße hineinspüren und in den Fußgelenken spüren, wie das Gewicht des Schuhs, des Fußes, in diesem Gelenk nach unten zieht. Sie können das Gewicht des Körpers in den Fußsohlen spüren – und wie es sich beim Gehen verlagert.
- Ebenfalls während der Bewegung Ihres Körpers können Sie die Schwere und die Haltungsänderungen Ihres Kopfes spü-

ren – vornehmlich am Hals. Wenn Sie sich vorstellen, wie es sich anfühlt, wenn der Hals locker und warm ist, dann befreit das von unnötigen Spannungen, und der ganze Körper schwingt freier.

Derartige Lockerungen führen zu einer sich über den ganzen Körper ausbreitenden Entspannung, die vielleicht gering ist und nicht lange anhält, aber dennoch zur Entlastung führt – umso mehr, je häufiger sie angewandt werden. Ähnliche Veränderungen können Sie mit den anderen Formelinhalten erreichen.

Die Anwendung einzelner Formeln

Eine komplette Übung kann – bei ausreichendem Training – innerhalb von wenigen Minuten die gewünschte Wirkung zeigen. Aber im Laufe des Tages fehlen manchmal nicht diese wenigen Minuten, sondern die Gelegenheit, die Augen zu schließen und sich einigermaßen ungestört in seinem Stuhl zurücklehnen zu können. Dann stellt sich die Frage, ob es Sinn macht, auch einzelne Formeln oder Vorstellungen anzuwenden, oder ob gar keine Hilfe vom AT erwartet werden kann.

Vorausgesetzt, Sie haben die Reflexe durch häufiges Üben ausreichend gefestigt, können einzelne Formeln Erstaunliches zur Folge haben.

Schwere

Immer dann, wenn Sie ganz allgemein verspannt sind, können Sie sich in die Schwere Ihrer Glieder hineinfühlen und dadurch etwas spüren, was vielleicht ein Gefühl der Bodenständigkeit genannt werden könnte. Die eigene Schwere wird letztlich an die Erde abgegeben. Das Alltägliche relativiert sich etwas, wenn Sie sich auf diese Verbindung zur Erde besinnen.

Auch einzelne Gliedmaßen können mit der Aufmerksamkeit angesteuert werden. Es gelingt ziemlich gut, das Gewicht des Armes in den Schultergelenken, das Gewicht des Fußes im Fußgelenk oder überhaupt in den Gelenken der Arme und

Beine die eigene Schwere zu spüren. Wenn Sie Ihren Oberkörper bewusst in sich zusammensinken lassen, spüren Sie Ihre Körperschwere ähnlich wie wenn Sie Ihr Gewicht bewusst mit seiner Schwere in das weiche Bett sinken lassen.

Wärme

Schon nach wenigen Tagen regelmäßiger Übung führt die Anwendung der Wärmeformel zu einer besseren Durchblutung. Durch die Vorstellung, Wärme fließe durch die Muskeln, wird die Muskulatur gelockert. Es entsteht mehr Wohlbefinden. Schmerzen können durch eine vermehrte Durchblutung reduziert oder wenigstens besser ertragen werden. Wie bei der Schwereübung können Sie auch Ihren Einfluss auf die Durchblutung im Alltag unauffällig nutzen, indem Sie sich in den betreffenden Körperteilen eine angenehme Wärme vorstellen.

Die Durchblutung kann auch *verringert* werden, indem Sie sich in den betroffenen Bereichen *Kühle* vorstellen.

Auch bei den meist sehr hartnäckigen und belastenden Ohrgeräuschen kann eine positive Veränderung erreicht werden, indem die Durchblutung im Ohr über entsprechende Vorstellungen der Wärme erhöht wird.

Atmung

Die Art, wie geatmet wird, spiegelt den Spannungszustand des Körpers wider. Indem die Atmung sich beruhigt, kann die Spannung im Körper reduziert werden.

Stellen Sie sich vor, dass Ihr Atem in Spannungen hineinfließt und dort lockernd wirkt. Lassen Sie mit Ihrem Ausatmen Wärme dort hinströmen, wo sie angenehm ist. Mit dem Einatmen kann die frische und kühle Luft die Bronchien entspannen und weiten. Ihre Atmung fließt freier.

Herz

Die Sensibilität für die Belastung und Belastbarkeit dieses Organs wird durch die Übungen deutlich gefördert. Dieser Aspekt kann als Schutz vor Überforderung sehr wichtig sein. Bei gesteigerter Sensibilität für die Tätigkeit des Herzens gelingt es sicherer, hohe von geringer Belastung zu unterscheiden. So fällt es denn auch leichter, die eigene Belastungsgrenze frühzeitig zu erkennen und zunehmend sensibler einzuhalten. Mit häufiger Übung gewinnen Sie Vertrauen in die Tätigkeit Ihres Herzens. Dadurch werden mit der Herztätigkeit zusammenhängende Ängste ausklingen.

Bauch

Der Einfluss psychischer Belastungen auf den Magen-Darm-Bereich ist bekannt. Magenschmerzen, die nach einer Belastungssituation oder vor einem schwierigen Gespräch, einer Prüfung oder ähnlichem auftreten, können recht eindeutig der Spannungssituation zugeschrieben werden, in der man sich zu dieser Zeit befindet. Dagegen wirkt Entspannung bekanntermaßen heilend in diesen Organen.

Die Entspannungssituation bewirkt die Umschaltung auf eine überwiegend parasympathische Beeinflussung. Dadurch werden regenerative Prozesse gestärkt, und Ruhe kann sich im Menschen ausbreiten. Diese ausgleichenden, den momentanen Bedürfnissen angepassten Regelungen verhindern nicht nur eine weitere Schädigung, sondern fördern eine Gesundung. Es ist im beschriebenen Sinne sehr wertvoll, sich mehrmals täglich seines Bauches zu erinnern. Wenn Sie ihn dann warm, weich und weit hängen lassen, entspannt er sich, und Sie schützen ihn vor Schmerzen und vor Schädigung. Selbst dann, wenn diese Hinwendung jeweils nur Sekunden dauert.

Bei Problemen mit Übergewicht kann eine regelmäßige Übung vor dem Essen zu einem reduzierten Hungergefühl und zu gemäßigterem und bewussterem Essverhalten führen.

Stirn

Infolge der Entspannung überhaupt, speziell aber durch die Anwendung der Stirnformel, können Kopfschmerzen deutlich reduziert oder sogar zum Abklingen gebracht werden.

Es ist wichtig, zu Beginn des Schmerzes zu üben. Wenn Sie zu lange warten, fällt es Ihnen eventuell zu schwer, sich gegen die Empfindung des Schmerzes auf die anderen Körpergefühle zu konzentrieren. Am besten aber hilft die vorbeugende Übung.

Sollten Sie häufiger Kopfschmerzen haben, ist es empfehlenswert, längere Zeit bei dieser Formel zu verweilen und möglichst gute Bilder/Vorstellungen von einem freien, gelösten, kühlen Kopf zu entwickeln. Wenn Sie ein Druckgefühl im Kopf haben, das bei Kopfschmerzen auftreten kann oder auch bei einem zu hohen Blutdruck, dann kann es Ihnen helfen, sich vorzustellen, den Druck über ein Ventil oder mit dem Ausatmen abzulassen.

Allen genannten Störungen können Sie vorbeugen, indem Sie regelmäßig die vollständige Übung anwenden. Es wäre zu viel erwartet und deshalb hinderlich, würden Sie damit rechnen, dass die Wirkung des Autogenen Trainings unter allen Umständen gleich intensiv ist. Vielmehr können Sie davon ausgehen, dass die besten Ergebnisse unter *günstigen* Ausgangsbedingungen zu erwarten sind. Je mehr Spannung die Situation, in der Sie üben, in Ihnen hervorruft, desto weniger Entlastung dürfen Sie erwarten. Aber selbst unter ungünstigsten Bedingungen, wird eine – wenn auch geringe – Lösung der Spannung erfolgen.

8 Hypnose und Gemeinsamkeiten mit dem Autogenen Training

Das Autogene Training ist aus der Hypnose entstanden. Schultz hat aus den Schilderungen Hypnotisierter seine Formeln erstellt. Er vergleicht den Eingang in eine Hypnose mit dem Einschlafprozess und schließt, »dass beim normalen Menschen unter entsprechenden Bedingungen eine Hypnotisierung in jedem Fall durchführbar ist«. Das gleiche gilt nach seiner Erfahrung für das Autogene Training.

Wenn im Kurs die Formeln durch den Kursleiter vorgesprochen werden, könnte bereits von einer Fremdhypnose gesprochen werden. Schultz selbst bezeichnet das Autogene Training als Selbsthypnose, als »Tochterdisziplin des Hypnotismus«.

Der Begriff der Suggestion im Autogenen Training

Im Unterschied zur Wirkung einer Fremdhypnose ist die suggestive Wirkung der Formeln des AT nur schwach und auch nicht notwendig. In der Grundstufe ist dieser Begriff eher geeignet zu verwirren als zu erklären.

Eine wenigstens schwach ausgeprägte Fähigkeit, den eigenen Körper zu spüren, vermittelt die Wahrnehmung von Schwere, Wärme, Atem- und Herztätigkeit. Bauchwärme und kühle Stirn sind der alltäglichen Aufmerksamkeit eher fern und werden deshalb von den meisten Teilnehmern erst nach einiger Übung wahrgenommen. Diese Phase des Kennenlernens der Körpergefühle kann als Sensibilisierungsphase bezeichnet werden. Die Konzentration der Aufmerksamkeit auf diese Körperphänomene führt bereits in einen hypnotischen Zustand, ohne Suggestionen zu verwenden.

Suggestionen kommen erst zum Tragen, wenn etwas herbeigeführt werden soll, das noch nicht eingetreten ist. Wenn ein

Veränderungswunsch besteht. In Anlehnung an den Gebrauch des Begriffes durch Erickson, wonach der Suggestion ein klarer Wunsch nach einer bestimmten Reaktion zugrunde liegt (Erickson u. Rossi), kann die Suggestion in einem Trancezustand erwünschte Veränderungen fördern (Erickson, Rossi u. Rossi).

Wenn die Wärme sich in das schmerzhafte Kniegelenk ausbreiten soll, stellt die Formel »Im rechten Knie breitet sich wohlige Wärme aus« eine direkte Suggestion dar. Dagegen ist die während der Übung wahrgenommene Wärme in der Haut bereits weitgehend vorhanden – und wird durch ihre Wahrnehmung eher zunehmen. Es geht während des Lernprozesses also nicht um eine Veränderung, sondern um eine passive Wahrnehmung vorhandener Empfindungen. Im Unterschied dazu soll durch eine Suggestion eine darüber hinausgehende Veränderung herbeigeführt werden.

Diese Unterscheidung ist insofern wichtig, als dem AT jeder mystische Anstrich genommen werden kann, wenn auf diese Weise eine Klärung der Absichten und Möglichkeiten geschieht. Die reine Wahrnehmung der die Entspannung begleitenden Körperempfindungen erreicht mit wenig Übung auch der kritische Teilnehmer. Wenn diese Wahrnehmungen sicher gelingen und fest mit der Entspannung verbunden sind, kann auf ihrer Basis zu Suggestionen übergegangen werden. Deren Möglichkeiten wiederum werden mit häufiger Anwendung zunehmend größer. Die formelhaften Vorsätze enthalten bereits Suggestionen.

Die therapeutische Hypnose, die von dazu ausgebildeten Psychologen oder Medizinern durchgeführt wird, hat das Ziel, einen anderen Bewusstseinszustand herbeizuführen, in dem für den Organismus positiv wirkende Veränderungen unterstützt werden sollen. Es werden dabei in unserem bewussten Denken vorhandene Einstellungen und Denkmuster, die Problemlösungen oder auch Heilung behindern, umgangen oder positiv verändert.

Im Autogenen Training wird schon durch die alleinige Konzentration auf den Körper ein veränderter Bewusstseinszustand erreicht. Die Verwendung der Formeln, das heißt das innere Vorsprechen, unterstützt diese Konzentration. Das Fortschreiten von einer Körperwahrnehmung zur nächsten vertieft die entstehende Ruhe. Nach einiger Anwendung gleicht dieser Prozess dem einer zunehmend tieferen Trance. Dabei stellt jede Formel eine Stufe dar.

Wenn Sie unten angekommen sind, können Sie dort in Ruhe verweilen und diesen Schwebezustand genießen. Das entspricht der Grundstufe des AT. Wenn Sie darauf aufbauen wollen, können Sie mit den formelhaften Vorsätzen persönliche Ziele anstreben.

Darüber hinaus kann durch speziell gestaltete Geschichten die Aufmerksamkeit auf in uns liegende Fähigkeiten gelenkt werden. Insofern besteht eine erweiterte Möglichkeit, sich in der Anwendung von Trancegeschichten kreative Ressourcen zu erschließen. Sie werden in der Therapie unter anderem dazu genutzt, die körpereigene Abwehr gegen Krankheiten zu steigern, Schmerzen zu reduzieren und einen besseren Zugang zur eigenen Kreativität zu bekommen.

9 Trancegeschichten

Nachdem Sie durch regelmäßige Anwendung der Grundstufe soweit gekommen sind, innerhalb weniger Minuten tief zu entspannen, haben Sie festgestellt, dass die Pflichten und Sorgen des Alltags deutlich an Einfluss auf Ihre Stimmung und das Ausmaß Ihrer Anspannung verloren haben. Als nächsten Schritt haben Sie gelernt, dass Sie diese Ruhe und Gelassenheit als Ausgangspunkt für weitere Veränderungen nutzen können, indem Sie formelhafte Vorsätze an das Ende der Grundstufe anfügen.

Im nächsten Schritt beginnen Sie, die bisher erlernten Einflussmöglichkeiten spielerisch anzuwenden, um über vorgestellte Sinneswahrnehmungen Ihr Bewusstsein zu erweitern oder Einfluss auf – auch tiefer liegende oder weiter in Ihre Vergangenheit reichende – Einstellungen und Verhaltensmuster zu bekommen. Immer mit dem Ziel, Ihre Gesundheit zu schützen, zu unterstützen, wiederherzustellen und Ihre Lebensqualität zu steigern. Dadurch werden die schönen Momente Ihres Lebens häufiger, auch weil Sie wieder lernen, die Gegenwart zu genießen und sich selbst mehr zu akzeptieren. Denn die Quelle liegt in Ihnen. Und die folgenden Geschichten können viel dazu beitragen, sie zu finden und zu erschließen (Wilk 2014).

Sie erfüllen einen Teil der Funktionen von Tagträumen, die Sie aus Ihrem Alltag kennen: Sie erlauben sich (meist unbewusst), sich einige Minuten ohne innere Grenzen in eine Erinnerung oder Fantasie hineintreiben zu lassen. Als Ergebnis erreichen Sie einen sehr angenehmen – und außerordentlich gesunden – Zustand des inneren Gelöstseins.

Im Laufe meiner Arbeit mit Entspannungszuständen und mit der Hypnotherapie habe ich den Eindruck gewonnen, dass die gesunde Wirkung von Entspannung oder von Tagträumen nur von wenigen Menschen erkannt wird, obwohl sie uns ständig begleiten. Sie kennen diese Zustände von Gelegenheiten, wo Sie nichts tun konnten, als sich treiben zu lassen. Meist brauchen wir äußere Anlässe, die uns hindern, uns durch Arbeit oder irgendwelche Beschäftigungen abzulenken. Gelegenheiten finden sich in dem seltener gewordenen Kirchgang, in der Schule oder bei Spaziergängen.

Als absichtlich herbeigeführte Tagträume können Sie die sogenannten Fantasiereisen (auch als Visualisierungsübungen oder positive Imaginationen bezeichnet) nutzen, um sich eine Atempause und Ihrer Psyche einen Kurzurlaub in schönen Bildern zu gönnen.

Auch wenn Sie das regelmäßig tun, führt es keineswegs zu einer Abhängigkeit oder zu einer Flucht vor den Schwierigkeiten des Alltags. Vielmehr regenerieren Sie sich in solchen Ruhezuständen außerordentlich schnell und gründlich. Gleichzeitig relativieren sich sogenannte Probleme, indem Sie aus der Ruhe mit einer anderen Sichtweise wieder »auftauchen«. Daraus leitet sich ein weiterer wichtiger Aspekt der Reisen in die Fantasie ab:

In der Vorstellung ist es möglich, sich Lösungen zu erlauben (aus dem Unbewussten auftauchen zu lassen), die man sich in der alltäglichen Realität nicht gestatten würde.

Nicht jede dieser Geschichten spricht jeden Menschen gleich stark an. Sie sollten deshalb lediglich als Leitfaden betrachtet werden, an dem entlang Sie in Ihre eigenen Bilder hineingehen können. Wie ein Märchen, bei dem die Atmosphäre des Andersartigen, die Pause in der Realität, viel wichtiger ist als der Realitätsbezug des Gesprochenen.

Anleitung

Die Geschichten können von Ihnen selbst gelesen werden. Legen Sie dabei immer dann eine kurze Pause ein – im Bereich von wenigen Sekunden –, wenn Sie bis zu den nächsten Punkten gelesen haben, oder auch zwischendurch, wenn Ihnen danach ist. Lassen Sie dabei Ihre Empfindungen und Gedanken schweifen, ohne das Ziel, die gelesenen Worte unbedingt verstehen zu wollen. Sie richten sich an das Unbewusste und entfalten ihre Wirkung umso besser, je weniger sie durch die alltägliche Denkweise eingeschränkt werden.

Wenn Ihnen das Lesen zu anstrengend ist, dann können Sie den Text auch in ein Aufnahmegerät sprechen oder von einer Freundin, einem Freund sprechen lassen, wenn er oder sie eine entsprechend angenehme Stimme hat. Der zeitliche Rahmen sollte im Normalfall zwischen zehn und zwanzig Minuten liegen.

Bevor Sie sich dem Text zuwenden, lassen Sie bewusst noch einmal die Geräusche an sich vorüberziehen, ohne sie festzuhalten, aber auch ohne sie wegzuschieben. Lassen Sie alles, was Ihnen begegnet, vorüberziehen, möglichst ohne innere Beteiligung.

So wie auch im Alltag manche Erinnerungen mit negativen Assoziationen verbunden sind, können in seltenen Fällen auch negative Erinnerungen oder Eindrücke während der Entspannung auftauchen. Dann verhalten Sie sich am besten genauso wie in ähnlichen Fällen im Alltag, indem Sie die Entspannung zurücknehmen und zu einem anderen Zeitpunkt neu beginnen. Dann aber besser mit einem anderen Bild als Ausgangspunkt.

Strandurlaub

Diese Geschichte ist besonders angenehm und auch leicht nachvollziehbar, weil die Empfindungen, von denen sie handelt, für die meisten von uns bekannt sind und als ausgesprochen wohltuend empfunden werden. Sie beschäftigt sich auf körperlicher Ebene auch mit Schwere, Wärme, Atmung und Stirnkühle und verbindet diese Empfindungen mit eigenen Erlebnissen oder Fantasien.

Die intensive Beschäftigung mit diesen Bildern erhöht die Sensibilität für den eigenen Körper, fördert die Durchblutung und ermöglicht Abstand vom Alltag.

... und während du nun vielleicht deine Augen geschlossen hast und deinen Körper mehr oder weniger deutlich spürst ... kannst du die verschiedenen Geräusche und Gedanken kommen und gehen lassen ... und du kannst es dir jetzt erlauben, dich zu erinnern oder dir vorzustellen, welche Gefühle und Empfindungen du hast, wenn du an einem warmen Sommertag an einem schönen Strand im warmen, weichen Sand liegst ...

mit seiner ganzen Schwere drückt sich dein Körper in den Sand ... wie ein ideales Bett passt sich der warme, trockene Sand deinem Körper an und verändert sich bei jeder Bewegung mit ... Sand rieselt, kleine Häufchen bilden sich ... die gesunde Wärme des weichen Sandes strahlt von unten in deinen Körper und wärmt dich wohlig bis tief hinein in deine Gelenke ...

die Sonne scheint, sie wärmt deinen Körper auch von oben ... nur dein Kopf liegt im angenehm kühlen Schatten ... und so kannst du es jetzt ausgiebig genießen, einfach nur da zu sein ... angenehm schwer und rundum wohlig warm ... die Dinge des Alltags für diese Minuten ein Stückweit entfernt sein lassen dürfen ...

in einiger Entfernung ist das gleichmäßige Rauschen des Wassers zu hören ... ruhig und stetig rollen die Wellen an den Strand, das Wasser verschwindet rasch im feinen Sand ... etwas Schaum bleibt liegen ... den der Wind verweht ... vereinzelt liegen da Muscheln, Steine, Treibgut ... ein Stück weiter draußen bewegt sich eine farbige Boje im steten Auf und Ab der Wellen ... ruhig und gleichmäßig bewegt sich dein Atem, ein und aus ...

über die schier unendliche Weite des Meeres weht ein Wind heran ... er bringt diesen typischen Geruch des Meeres mit sich ... und viel gesunden Sauerstoff ... der so guttut beim Atmen ... der in jede einzelne Zelle deines Körpers Energie bringt ... und Frische und Weite ...

der Wind streicht sanft über deine Haut ... bewegt die Härchen auf deinem Körper ... und lagert überall feinste Spuren von Meersalz ab, das in der Sonne weißlich schimmert ... sich rau anfühlt, wenn die Hand darüberfährt ... das die Haare steif macht ... und auf den Lippen salzig schmeckt, wenn die Zunge darüberfährt ...

der Himmel ist blau ... nur vereinzelt sind Wolken zu sehen ... hier und da eine Möwe mit ihren bekannten Rufen ...

und so kannst du es ausgiebig genießen, einfach nur da zu sein ... angenehm schwer und rundum wohlig warm ... ausreichend fern vom Alltag ...

und so kannst du dich jetzt behutsam aus dieser Erfahrung lösen ... bringst ausreichend Erfrischung und Erneuerung mit, um dich wohlzufühlen ... und mit dem Öffnen deiner Augen wirst du wach und klar ...

Wiese

Sie können sich an die Eindrücke erinnern, die Sie hatten, wenn Sie die Ruhe einer Wiese wahrgenommen haben, an die Gerüche und Geräusche dort, und erinnern sich daran, wie gut Sie sich dort entspannen können.

... nachdem du deinen Körper nun wieder etwas deutlicher spürst ... und es genießt ... dass die Ruhe sich in dir ausbreitet ...

kannst du innerlich deine Schritte auf eine Wiese lenken ... die im Sonnenschein liegt ... du spürst unter deinen Füßen den weichen Boden ... spürst, wie die Gräser und anderen Pflanzen nachgeben unter deinem Gewicht ... und siehst, wenn du dich umdrehst ... wie sie sich schon wieder aufzurichten beginnen, sobald du deinen Fuß weiterbewegt hast ...

du lässt deine Augen über die Wiese schweifen ... freust dich über die vielen Farben ... und findest einen Platz, der dir besonders gut gefällt ... während du dort hingehst, wird der Geruch der Blumen und der Gräser intensiver ... du kannst dich hinuntersinken lassen, dich vielleicht auf einen kleinen Erdhügel setzen ... genießt die Ruhe und das Gefühl, nichts tun zu müssen ... einfach nur da zu sein ... vereinzelt stehen Bäume in deiner Nähe ... Vögel sitzen darin und singen ... die Blätter bewegen sich im Wind, rauschen, als ob sie sich mit den Vögeln unterhalten wollten ... deine Augen finden unter all den Blumen auch eine, die du besonders magst ...

Schmetterlinge bewegen sich von Blüte zu Blüte ... treffen sich dort manchmal mit anderen ... ihr Flug ist mal mehr wie Arbeit ... dann leicht wie ein Blatt ... wenn der Wind sie trägt ... und taumelnd, wenn ein Windstoß ihre großen Flügel erfasst und hineinbläst ...

das gleichmäßig tiefe Summen und Brummen der Bienen, Hummeln und anderer kleiner Nektarsammler ... lässt dich etwas müde werden ... du folgst dem Bedürfnis ... dich mit deiner Schwere in das weiche Bett aus Gras sinken zu lassen ... vielleicht mit einer Decke als Unterlage ... die Sonne scheint dabei auf deinen Körper ... wärmt dich wohlig ...

in dieser Lage genießt du es ... ein Teil der Wiese zu sein für den Moment ... spürst die angenehme Schwere und Wärme deiner Glieder ...

du kannst den blauen Himmel über dir betrachten ... in der Tiefe einige wenige Wolken ... Raubvögel lassen sich scheinbar schwerelos vom Wind tragen ... und deine Augen können sich schließen für einige Minuten tiefer Ruhe und Erholung .... dabei können deine Gedanken abschweifen ... Traumbilder kommen und gehen ... während du ruhig und gleichmäßig die würzige, gesunde Luft der Pflanzen um dich herum atmest ...

nach einiger Zeit der tiefen Ruhe hast du irgendwann das Gefühl, nun wieder aktiver werden zu wollen ... du setzt dich auf, erfreust dich an dem Bild, das sich dir bietet ... die Farben wirken nun kräftiger ... die Stimmen der Vögel und Insekten sind leichter voneinander zu unterscheiden ... du stehst auf und gehst deinen Weg zurück ... im Bewusstsein der Bewegungen deines Körpers ... bringst aus dieser Erfahrung Erfrischung und Erneuerung mit ... und bist mit dem Öffnen deiner Augen wach und klar.

Schmerz und Entspannung

Schmerzen haben als Warnsignale eine sehr wichtige Bedeutung für unsere Gesundheit. Sie sollten deshalb erst dann wirksam reduziert werden, wenn die Ursachen bekannt sind und entsprechende Maßnahmen zur Gesunderhaltung des Körpers eingeleitet wurden. Der Schmerz ist also kein Feind, sondern lediglich ein sinnvolles Signal, das uns vor Schaden bewahren soll. Dass er uns peinigt, ist in diesem Sinne meist ausgesprochen wichtig, erinnert er uns doch daran, dass wir auf uns aufpassen müssen.

Jeder von uns musste im Laufe seines Lebens Schmerzen ertragen. Deshalb kennen wir auch die wohltuende Erfahrung, wenn er nachlässt. Schmerz kann von Spannung verstärkt und von tiefer Entspannung verringert werden.

Die Bilder und Formulierungen in den nächsten beiden Geschichten sprechen jene Fähigkeiten in uns an, die es uns ermöglichen, Spannungen loszulassen und Abstand vom Schmerz zu gewinnen.

Beide Geschichten habe ich für den Umgang mit Schmerzen abgewandelt. Sie finden sich in ihrer ursprünglichen Form in »Innehalten und Verweilen« (Wilk, 2014).

Alltagstropfen und Schmerzen loslassen

Ganz alltägliche Gedanken, Sorgen, vergangene Geschehnisse und belastende Zukunftsannahmen können ebenso wie Schmerzen als Last auf unseren Körper drücken, uns die Luft zum Atmen nehmen, uns das Leben schwer machen. Wenn wir diese Belastungen als Tropfen symbolisieren, die an uns hängen, dann können wir uns vorstellen, wie es sich anfühlt, wenn diese Tropfen abfallen. Über diese Metapher können auch die Belastungen durch Alltag und Schmerzen einiges an Gewicht verlieren.

... da sind die vielen verschiedenen Dinge des Tagesgeschehens, die an dir hängen ... vielleicht wie Wassertropfen in den Falten deiner Kleidung, deiner Haut und Haare ... sie sind auch unterschiedlich schwer und groß ...

dieser Tropfen ist ein Gedanke, ein anderer, vielleicht größerer Tropfen ist ein Ärger, und noch ein anderer eine Sorge, wieder ein anderer ein Schmerz ... und da sind viele Tropfen, manche sind irgendwann in der Vergangenheit sinnlos geworden ... sie hängen eben noch da, mit ihrem ganzen Gewicht ...

und die Tropfen, die für die Gefühle an dir hängen, sind vielleicht farbig, wie in einem Regenbogen ... ein Traurigkeitstropfen mag schwarz sein, braun oder grau, ein Schmerztropfen vielleicht rot wie eine Flamme, wie reine Energie, ein Freudetropfen bunt und vor allem hell, mal blasser, mal kräftiger ...

und so kannst du jetzt ein Stückchen tiefer in die Ruhe sinken ... soweit es dir eben guttut ... während du einfach nur hier bist, angenehm schwer und wohlig warm ...

je mehr die Ruhe sich in dir ausbreitet, je mehr die Vogelstimmen dein Bewusstsein mit einer Melodie erfüllen können ... desto mehr Tropfen fallen von dir ab, sie verdunsten, verflüchtigen sich, wie in der Sonne eines Sommerabends nach einem kurzen Regenschauer ...

und es ist ein gutes Gefühl, wenn ein Schmerz irgendwann nachzulassen beginnt und die Ruhe sich in den Gedanken und Gliedern ausbreitet ...

und jeder Wassertropfen löst sich irgendwann in der warmen Energie der Sonne auf, denn Zeit spielt für die Sonne keine Rolle ...

und so kannst du die Leichtigkeit irgendwann spüren, die zunehmende eigene Leichtigkeit, wenn nun ein Tropfen nach dem anderen abfällt und sich auflöst ... natürlich nicht sofort vollständig ... du wirst die Erleichterung dadurch fühlen, die dich befreit ... anfangs nur unbewusst, während das Bewusstsein vielleicht denkt, da tut sich nichts ...

und immer, wenn du dich in Zukunft hinsetzt für ein bis zwei Minuten ... und deine Schultern auch innerlich nach unten sinken lässt, in ihre eigene Schwere ... kannst du deinen Atem für einen Moment loslassen und ruhig fließen lassen ... und die Alltagstropfen werden abfallen, einer nach dem anderen ... zunächst wohl unbemerkt vom Bewusstsein, sodass du nach dieser Pause frischer und erholter aufstehen wirst ...

deine Energie, die vorher in den Tropfen und Spannungen gebunden war, wird frei und breitet sich in dir aus ... anfangs vielleicht noch unmerklich, nachher im Wachzustand steht sie dir schon deutlicher für deine Absichten zur Verfügung, wie ein unsichtbares, bisher unerkanntes Energiepotenzial ...

nachdem du nun etwas Wichtiges erfahren hast und die Dinge für dich unbewusst in die richtige Ordnung bringst, und diese Art der Ordnung geschieht immer unbewusst, damit das Bewusstsein frei ist für seine eigenen Aufgaben ...

orientierst du dich jetzt wieder hierher zurück, schüttelst dich vorher innerlich noch einmal, um noch ein paar lästige Tropfen loszuwerden ... und kommst dann erleichtert, freier und beweglicher in deiner eigenen Geschwindigkeit hierher zurück ... um die Energie wach zu nutzen für freudige Dinge und für anderes, das erledigt werden muss ...

Sich tragen lassen

Einmal leicht und frei wie ein starker Vogel dem Alltag und den Schmerzen davonfliegen können. Sich tragen lassen von den eigenen Kräften, Vertrauen finden in sich selbst und die Welt entspannt aus anderen Perspektiven sehen. Solche Vorstellungen haben eine entspannende Wirkung und einen positiven Einfluss auf die Gestaltung und Wahrnehmung unseres Alltags.

... und die wohlbekannte, angenehme Ruhe kann sich jetzt in dir ausbreiten und wird genau so viel tiefer, wie es im Moment für dich angenehm ist ...

so wie ein Vogel, ein großer Vogel, der sich von einem Baum herunterfallen lässt, irgendwo oben in den Bergen, in den Wäldern ... vom langen Sitzen, vielleicht auch von seinem Alter hat er Schmerzen hier und da im Körper, er ist froh, sich endlich fallen lassen zu können, sich der Kraft seines unbewussten Wissens anvertrauen zu können ... seine Schwingen breiten sich aus und fangen seinen Fall ab, noch bevor er richtig begonnen hat ... und tragen ihn ein Stück hinunter ... und er wird mit jedem Meter ein Stück leichter, offener für das Neue, getragen von seinen starken Flügeln, sinkt er langsam und kontrolliert hinunter ...

und er findet eine warme Luftströmung, die ihn sanft aufnimmt und immer weiter hinaufhebt, tief in den blauen Himmel hinein ... und mit jedem Meter wird er leichter, die Schmerzen können zuerst unmerklich schwächer werden, so als wärst du zu schwer, um mitgenommen zu werden, in die Tiefe des blauen Himmels ...

langsam kreist der Vogel auf der warmen Luft, höher und höher hinauf in die Tiefe des blauen Himmels ... die Geräusche am Boden rücken weg und klingen aus, eines nach dem anderen, wohltuende Stille kehrt ein, er ist weit genug entfernt von den Dingen des Alltags ...

und je höher er kommt, desto weniger sieht er die kleinen Dinge unten am Boden, spürt er die Lasten des Alltags ... sieht er anfangs noch jede Ameise, jedes Grasblatt mit seinen scharfen Augen, verbindet sich das alles bald zu bunten Farbkompositionen, die Grenzen verschwimmen für das Auge und für das Ohr ...

und je weiter er hinaufkommt, sich hinwegtragen lässt, in die Tiefe des blauen Himmels hinein, desto mehr können sich seine Augen an das Fehlen von Grenzen gewöhnen, sich von den Einzelheiten lösen ...

und irgendwann erreicht er einen Bereich, hoch oben, in der Tiefe des Himmels, wo es nicht mehr höher hinauf geht ... er wird hier gehalten von der lockernden Wärme, die von unten kommt, sanft und sicher getragen von der Kraft und Zuverlässigkeit seines Körpers ...

und er kann es sich leisten, darf es sich leisten, kann es genießen, sich dort sorglos treiben zu lassen, denn dort gibt es nichts, was ihn gefährden könnte ... er lässt es mit sich geschehen, dort getragen zu werden, in der Geborgenheit der Kraft seiner Schwingen ... und fast ungefiltert hat die Sonne hier oben besondere Wirkungen, strahlt ihre wohltuende Wärme tief hinein in die Gelenke und löst, lockert und heilt auf wundersame Weise … und der Vogel lässt es geschehen, genießt dabei die wohltuende Wirkung, befreiend, heilend wie durch eine wunderbare, göttliche Medizin …

und irgendwann hat er genug davon, für dieses Mal, dann verändert sein Unbewusstes minimal die Haltung seiner Flügel, und dadurch beginnt er kontrolliert und in aller Ruhe in die Tiefe hinabzugleiten … die Luft rauscht durch seine Federn, während er gelassen beobachtet, wie er sich ganz langsam dem Boden nähert … er hört mehr und mehr die Stimmen anderer Vögel, die näher am Boden leben …

und steuert auf eine Bergspitze zu, gleitet fast schwerelos über sie hinweg in ein tiefes grünes Tal hinein … wird von einer anderen warmen Strömung wieder ein Stück nach oben gehoben, fliegt durch sie hindurch und lässt sich weiter nach unten gleiten, in tiefem Vertrauen in die eigene Kraft … und der Wind nimmt nach und nach immer mehr kleine Teile des Schmerzes weg … rauscht durch die Federn hindurch und nimmt alles mit, was dort nicht hingehört … der Vogel fliegt seinen Beschwerden davon … gereinigt von Sonnenwärme und Wind …

und so nähert er sich einem Bergsee, der völlig ohne Bewegung still daliegt … an der Südseite noch vereist, an der Nordseite offenes Wasser … und während er über die offene Wasserfläche fliegt, ganz dicht darüber, begleitet ihn sein Spiegelbild unten im See … hinter ihm kräuselt sich das Wasser, durch seinen Flugwind werden kleine Wellen erzeugt, die sich ausbreiten …

und wie er am anderen Ende des Sees ankommt, lässt er sich elegant über das Ufer hinwegtragen, über einen Bergkamm hinweg weiter hinunter …

und die Einzelheiten auf dem Boden werden wieder deutlicher, erst die Bäume im Tal, dann die Büsche und schließlich auch wieder Grashalme und Ameisen, sogar auch Flöhe, die dort hinten unter dem Zweig von einer Maus heruntergefallen sind, weil die Maus erschreckt vor dem großen Schatten ihres Feindes weggesprungen ist, die Flöhe retten sich auf einen Maulwurf, bevor auch er schleunigst in der Erde verschwindet …

und so landet er sicher auf einem Ast, ein Stück über dem Boden, beobachtet seine Umgebung und genießt die Stille ...
so kannst du die Ruhe in dir jetzt noch etwas genießen, möchtest dich dazu vielleicht noch ein Stückchen tiefer sinken lassen ...
um dann diese Dinge für den Moment in einer guten Weise abzuschließen und dich jetzt wieder in den Alltag hier zu orientieren ... und frisch und wach hierher zurückkommen, um dich wohl zu fühlen mit dir selbst ...

Literatur

Alman, B. M. u. P. T. Lambrou (1995): Selbsthypnose. Ein Handbuch zur Selbsttherapie. Heidelberg (Carl-Auer), 13. Aufl. 2019.

Berbalk, H. u. J. Kempkensteffen (1994): Gastrointestinale Störungen. In: D. Vaitl u. F. Petermann (Hrsg.): Handbuch der Entspannungsverfahren, Band 2. Weinheim (Beltz/Psychologie Verlags Union), S. 149.

Bernstein, D. A. u. T. D. Borkovec (1995): Entspannungs-Training. Handbuch der Progressiven Muskelentspannung. München (Pfeiffer).

Bongartz, W. u. B. Bongartz (1998): Hypnosetherapie. Göttingen/ Bern (Hogrefe).

Borysenko, J. (1990): Gesundheit ist lernbar. Hilfe zur Selbsthilfe. München (Scherz).

Diehl, B. J. M. (1987): Autogenes Training und gestufte Aktivhypnose. Psychophysiologische Aspekte. Berlin/Heidelberg (Springer).

Eliade, M. (1985): Yoga. Unsterblichkeit und Freiheit. Berlin (Suhrkamp).

Erickson, M. H., E. Rossi u. S. L. Rossi (1986): Hypnose. München (Pfeiffer).

Erickson, M. H. u. E. L. Rossi (1996): Indirekte Suggestionsformen. In: E. L. Rossi (Hrsg.): Gesammelte Schriften von Milton H. Erickson, Band 2. Heidelberg (Carl-Auer), 2. Aufl. 2015, S. 105.

Gadenne, V. (1996): Bewusstsein, Kognition und Gehirn. Bern (Hans Huber).

Halama, P. (1990): Neurophysiologische Untersuchungen vor und in Hypnose am menschlichen Cortex mittels SPECT-Untersuchung-Pilotstudie. *Experimentelle und Klinische Hypnose* 4 (1).

Hoffmann, B. (1997): Handbuch Autogenes Training. München (Deutscher Taschenbuch Verlag).

Jayakar, P. (1988): Krishnamurti. Freiburg i. Br. (Bauer).

Jänig, W. (1979): Vegetatives Nervensystem. In: R. F. Schmidt (Hrsg.): Grundriß der Neurophysiologie. Berlin/Heidelberg (Springer), S. 221.

Knab, B. (1994): Schlafstörungen. In: D. Vaitl. u. F. Petermann (Hrsg.): Handbuch der Entspannungsverfahren, Band 2. Weinheim (Beltz), S. 51.

Kröner, B. (1983): Untersuchung über den Zusammenhang von Therapieerfolg bei nichtmedikamentösen Kopfschmerzbehandlungsverfahren und der Veränderung von Persönlichkeitsvariablen. *Psychotherapie, Psychosomatik, Medizinische Psychologie* 33 (2): 42–47.

Kröner, B. u. I. Steinacker (1980). Autogenes Training bei Kindern. Auswirkung auf verschiedene persönlichkeitsvariablen. *Psychotherapie, Psychosomatik, Medizinische Psychologie* 30 (4): 180–184.

Langosch, W. und P. Hahn (1996): Psychosomatik des Herzinfarkts. In: H. Roskamm u. H. Reindell: Herzkrankheiten. Berlin/Heidelberg (Springer), S. 1698.

Lebzeltern, G. (1983): Wie es zum Autogenen Training kam. Berlin/ Heidelberg (Springer), S. 240–249.

LeCron, L. M. (1987); Selbstypnose. München (Goldmann).

Raudszus-Nothdurfter, J. (1992): Autogenes Training bei Kindern. Lengerich (Pabst Science).

Schultz, I. H. (1987): Das autogene Training. Stuttgart (Thieme).

Weitere Veröffentlichungen des Autors

Wilk, D. (2000): So einfach ist Autogenes Training [Buch und CD]. Stuttgart (Trias), 2. überarb. u. erw. Aufl. 2012.

Wilk, D. (2005): Auf den Schultern des Windes schaukeln. Trancegeschichten. Heidelberg (Carl-Auer), 7. Aufl. 2018.

Wilk, D. (2006): Ein Käfer schaukelt auf einem Blatt. Entspannungs- und Wohlfühlgeschichten für Kinder jeden Alters. Heidelberg (Carl-Auer), 6. Aufl. 2018.

Wilk, D. (2009): Schlafgeschichten – Mit der Hypnotherapie besser schlafen [CD]. Heidelberg (Carl-Auer).

Wilk, D. (2010): Auf sich aufpassen. Trancegeschichten als Weg zu den eigenen Heilkräften [CD]. Heidelberg (Carl-Auer).

Wilk, D. (2012): Die Melodie der Ruhe. Trance-Geschichten: Gefühle wahrnehmen und akzeptieren. Heidelberg (Carl-Auer), 3. Aufl. 2017.

Wilk, D. (2013): Der Bach der Wünsche. Eine Trancegeschichte – begleitet von einer Querflöte [CD]. Heidelberg (Carl-Auer).

Wilk, D. (2013): Die Ruhe im Wasserglas. Entspannungs- und Trancegeschichten, die Seele und Körper harmonisieren. Heidelberg (Carl-Auer).

Wilk, D. (2014): Aus dem Leben eines Steins. Die Liebe für den Lauf der Dinge entdecken. Heidelberg (Carl-Auer).

Wilk, D. (2014): Innehalten und Verweilen. Geschichten, die Veränderungen ermöglichen. Heidelberg (Carl-Auer).

Wilk, D. (2015): Der Fisch, der vom Fliegen träumt. Trancegeschichten für einen anderen Blick auf die kleinen Dinge. Heidelberg (Carl-Auer).

Wilk, D. (2016): Warmer Wind nimmt den Schmerz. Zuverlässige Entspannung und Schmerzlinderung durch Hypnosegeschichten [CD]. Heidelberg (Carl-Auer).

Wilk, D. (2017): Brücken zu positiven Erinnerungen. Heilende Hypnosegeschichten für Körper und Seele [CD]. Heidelberg (Carl-Auer).

Wilk, D. (2019): Ruhe wohnt im Augenblick. Vergangenes lassen und leichter weitergehen. Heidelberg (Carl-Auer).

Über den Autor

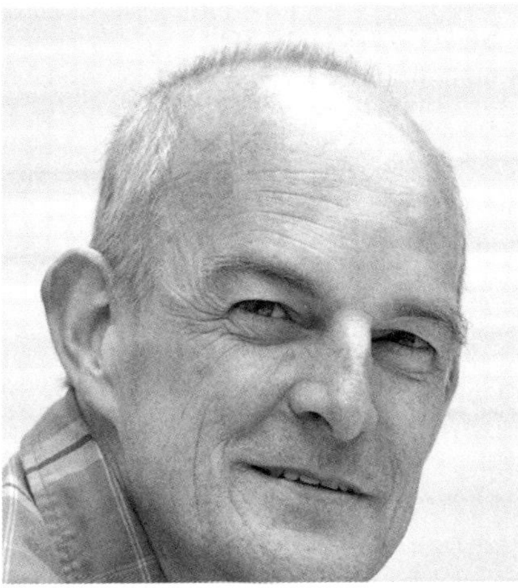

Daniel Wilk, Diplom-Psychologe und Psychologischer Psychotherapeut; Hypnotherapeut (M. E. G.) und Gesprächspsychotherapeut (GWG) mit Weiterbildungen u. a. in Verhaltenstherapie und NLP. Psychotherapeutische Tätigkeit an der Schwarzwaldklinik Orthopädie; vermittelt seit über 30 Jahren autogenes Training und tiefere Entspannungen. Daneben gibt er Fortbildungen in autogenem Training und Hypnose, u. a. für die Deutsche Gesellschaft für Entspannungsverfahren (DG-E). Daniel Wilk ist Autor mehrerer Bücher, darunter *Auf den Schultern des Windes schaukeln* (7. Aufl. 2018), *Innehalten und Verweilen* (2014), *Die Melodie der Ruhe – Trance-Geschichten: Gefühle* (3. Aufl. 2017), *Der Fisch, der vom Fliegen träumt – Trancegeschichten* (2015), *Einführung in das Autogene Training* (2019).